Schuppen-flechte

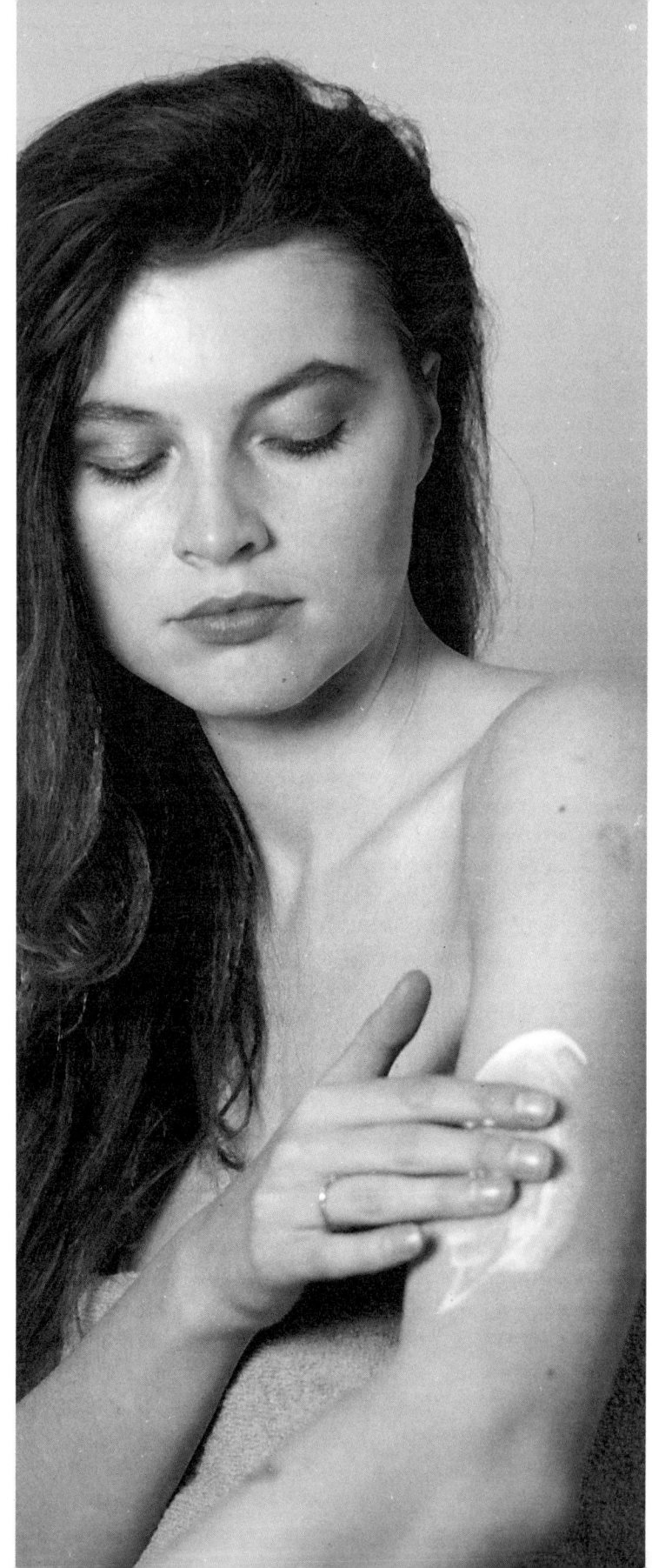

Schuppenflechte

Prof. Dr. med. Dr. phil. Siegfried Borelli

Prof. Dr. med. Reinhard Engst

Ursachen und Auslöser

Symptome und Diagnose

Therapie und Lebensführung

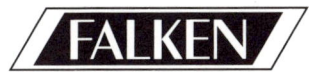

INHALT

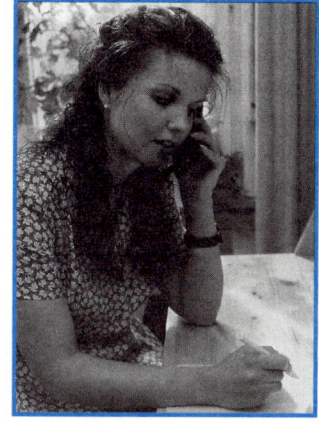

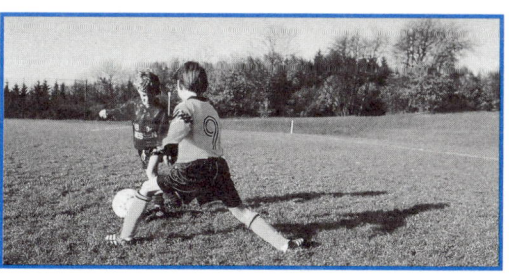

VORWORT

Die Schuppen-flechte ist eine recht häufige Erkrankung, die ca. 2–3% der Bevölkerung betrifft

Noch bis in die Mitte des 19. Jahrhunderts ist die Psoriasis (Schuppenflechte) medizinisch häufig mit der Lepra (dem Aussatz) verwechselt worden. In Laienkreisen dürfte das bis in dieses Jahrhundert hinein in Europa angedauert haben, gab es doch Leprakranke und Leprosorien z. B. in Preußen/Ostpreußen bis 1945, in Hamburg im Universitätskrankenhaus Hamburg-Eppendorf bis in die 50er Jahre. Die von Psoriasis Betroffenen wurden daher vielfach wie Aussätzige behandelt, obgleich die Krankheit nicht ansteckend ist. In ein Schwimmbad wagt sich ein Psoriasiskranker auch heute noch kaum hinein. Nur ungern schwimmen Gesunde in demselben Becken mit Personen mit Hauterscheinungen, z. B. der Psoriasis vulgaris mit weißen, dick auflagernden Hautschuppen, großflächigen Rötungen oder pustulösen Herden.

Beim derzeitigen Wissensstand gibt es keine Heilung der Schuppenflechte, sondern lediglich eine günstige Beeinflussung des natürlichen, chronischen Verlaufes mit dem Ziel einer möglichst andauernden Rückfallsfreiheit.

Die Behandlung der Schuppenflechte erfordert viel Erfahrung, um stadiengerecht das günstigste Therapeutikum oder eine Kombination verschiedener Ansätze ausschöpfen zu können. Eine Reihe von Behandlungsmöglichkeiten erbringt eine Besserung. Tritt aber nach Absetzung der Therapie ein Rückfall auf, so ist das Hautbild dennoch meist nicht schlechter als der Ausgangsbefund; es wird im allgemeinen als das Wiedereintreten des natürlichen Verlaufes gedeutet.

Beschrieben werden ethnische und auch geographisch typische Verteilungen. So erkranken beispielsweise Kaukasier am häufigsten, Asiaten weniger, Afrikaner kaum, Indianer so gut wie nie. Schon das bei Blutsverwandten gehäufte Auftreten deutet auf Vererbungsfaktoren hin, deren genaue Wirkungen bis heute jedoch noch nicht ganz geklärt sind. Man bezeichnet die Schuppenflechte heute als eine multifaktorielle Erkrankung, bei der die Vererbung eher einen – wenn auch bedeutenden – Faktor von vielen darstellt.

Die Schuppung der Haut entsteht nicht infolge einer Infektion mit Bakterien oder Pilzen. Sie ergibt sich vielmehr als Folge einer übermäßigen Eigenproduktion von Hautzellen, deren Entwicklungsgang noch dazu mit einer nicht dem Üblichen entsprechenden Verhornung einhergeht. Die Reifung der Hautzellen ist, statt wie normalerweise etwa 28 Tage zu dauern, auf nur 4 Tage verkürzt.

Eine derartige verbreitete, familiär gehäuft vorkommende, beim Auskleiden für jeden deutlich sichtbare, unschöne Hautveränderung/Hauterkrankung ist Anlaß genug, für die Betroffenen und für die Bevölkerung eine Darstellung, einen Ratgeber zu verfassen, der das Krankheitsbild erklärt und Möglichkeiten aufzeigt, damit fertig zu werden. Dieses Buch gibt viele Ratschläge, wie man sich verhalten kann, und welche Möglichkeiten therapeutischer Wege der Kranke vom Arzt erwarten, ihm aber vielleicht auch selbst von Fall zu Fall vorschlagen kann.

In der Deutschen Klinik für Dermatologie und Allergie Davos verfolgen wir seit inzwischen 35 Jahren laufend, wie es jeweils rund 100 anwesenden Menschen mit Schuppenflechte geht. Wir sehen mit Befriedigung, daß die dortige, in dieser Form in Deutschland leider nicht vorhandene Hochgebirgs-Tallage von Davos (Mindest-Talbodenhöhe 1560 m) eine ideale Therapiesituation darstellt. Bei der Anwendung von Höhenstrahlung bietet das den Vorteil, daß man bei manchen Strahlenqualitäten mit dem Dreißig-stel der im Flachland erforderlichen Quantität auskommen kann, zum Vorteil des Kranken. Die große Zahl der bei uns durchlaufenden Psoriatiker hat erwiesen, daß die Rückfallquote nach einer stationären Behandlung in Davos im Vergleich zu anderen Therapieformen am kleinsten ist und der Rückfall am spätesten eintritt.

Die Schuppenflechte mit all ihren Problemen bedeutet eine Einschränkung im täglichen Leben, in der Familie und am Arbeitsplatz. Diese Tatsache hat meine ärztlichen Mitarbeiter und mich veranlaßt, diesen Band zusammenzustellen. Wir hoffen, daß er Mitmenschen mit Schuppenflechte ebenso wie solche, die hautgesund sind, aufklärt; daß er ein Ratgeber, eine Hilfe im Umgang mit dieser zwar unschönen, aber in keiner Weise ansteckenden Hautveränderung und ein Fahrplan für den Umgang mit der Psoriasis vulgaris und arthropathica (Gelenks-Psoriasis) sein wird. Wir wünschen allen Betroffenen, daß wir mit unserer Darstellung dieses lästige Krankheitsbild für eine große Gruppe unserer Mitmenschen verständlich machen können.

Univ. Prof. Dr. med. Dr. phil. Siegfried Borelli

EINLEITUNG

Die Anlage, eine Schuppenflechte zu entwickeln, wird vererbt

Anliegen dieses Buches ist es, allen Menschen, die an einer Schuppenflechte leiden, Mut zu machen und ihnen lückenlos unser medizinisches Wissen in verständlicher, nachvollziehbarer Weise weiterzugeben.

Ein wesentliches Merkmal der Schuppenflechte ist ihre Vererbbarkeit, d. h. die Anlage, auf der Haut eine Schuppenflechte zu entwickeln, wird vererbt. Ob das Krankheitsbild auf der Haut in Erscheinung tritt, kann von vornherein aber nicht gesagt werden. Dies hängt von vielen verschiedenen Faktoren ab, wobei die mechanische Beanspruchung bestimmter Hautpartien die wesentlichste Rolle spielt. Eine zusätzliche Verschlechterung durch gestörte Stoffwechselfunktionen, psychische Faktoren sowie Chemikalien, insbesondere Medikamente, ist bekannt.

Die Schuppenflechte ist zum heutigen Zeitpunkt nicht heilbar und einer kaum beeinflußbaren Eigendynamik unterworfen. Günstig zu werten ist allerdings, daß auf akute Schübe nicht selten erscheinungsfreie Zeiträume unterschiedlicher Länge folgen. Glücklicherweise ist auch im akuten Stadium die körperliche Leistungsfähigkeit im allgemeinen nicht eingeschränkt, sieht man von trockenen, rissigen Partien über den Gelenken ab, die bestimmte handwerkliche Tätigkeiten behindern können. Durch entsprechende Pflegemaßnahmen ist dieses Bild aber im allgemeinen gut zu beherrschen.

Wesentlich gewichtiger sind Gelenkbeschwerden und auch Gelenkveränderungen einzustufen, da sie sehr wohl zu einer starken Beeinträchtigung der täglichen Arbeiten im Haushalt, im Beruf und in der Freizeit führen können. Hier sind zusätzliche Maßnahmen (Rehabilitation) erforderlich. Für die Betroffenen ist vor allem wichtig zu wissen, daß es diese Möglichkeiten überhaupt gibt.

Ein Ganzkörperbefall mit Schuppenflechte stellt eine starke Allgemeinbelastung dar, die manchmal mit Fieberanfällen einhergeht und nicht selten eine Behandlung in Klinikeinrichtungen erforderlich macht. In diesem Zusammenhang möchten wir darauf hinweisen, daß eine rechtzeitige und andauernde ärztliche Betreuung die Entwicklung sehr schwerer Schuppenflechteverläufe positiv beeinflussen kann – ein Krankenhausaufenthalt läßt sich so vielfach vermeiden.

Ein sehr wichtiges, häufig unterschätztes oder nicht beachtetes Problem ist die seelische Beeinträchtigung vieler Patienten, die zu schwierigen Konfliktsituationen, zu depressiven Verstimmungen und zum Gefühl des Ausgegrenztseins führen kann. Bei der Lektüre dieses Buches werden Sie aber, liebe Leserin und lieber Leser, feststellen, daß es eine große Zahl von Maßnahmen gibt, mit deren Hilfe Sie sehr viel besser mit den Beeinträchtigungen umgehen können.

Absolut fehl am Platz ist daher hier die „Vogel-Strauß-Politik", bei der das Krankheitsbild als nicht änderbar hingenommen wird und sich eine Tendenz zur Selbstaufgabe einstellt, die sich u.a. in körperlicher Vernachlässigung äußert.

Jeder Patient mit Schuppenflechte sollte unbedingt unter konstanter ärztlicher Hilfe intensiv an der Behandlung arbeiten und seine Lebensweise so einstellen, daß er ein nahezu normales Leben führen kann – und das ist heute möglich!

Dem Arzt als Therapieplaner und -überwacher kommt u.a. die Aufgabe zu, seine Patienten in den Gebrauch eines Medikamentes oder Therapieverfahrens einzuweisen und als dauernder Ansprechpartner zur Verfügung zu stehen. In diesem Zusammenhang ist es unabdingbar, daß die Behandlungsvorstellungen des Arztes vom Patienten verstanden werden und auch selbständig angewandt werden können.

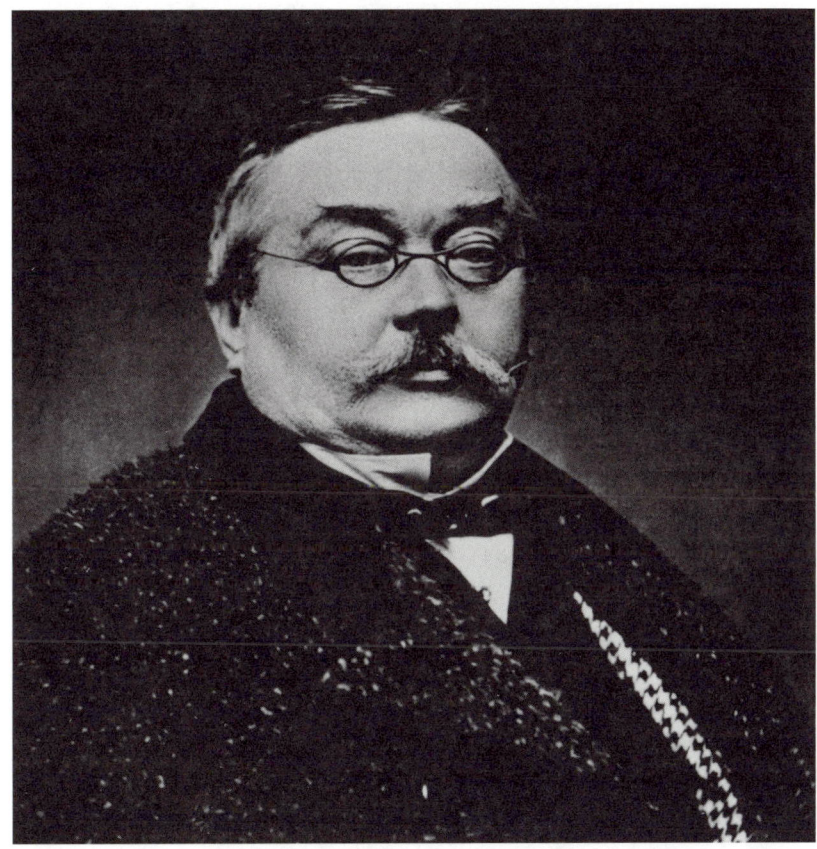

Ferdinand von Hebra (1816–1880) prägte die Bezeichnung Psoriasis 1841

URSACHEN UND ENTSTEHUNG DER PSORIASIS VULGARIS

Schuppenflechte ist in der Umgangssprache oft der Ausdruck für jede schuppende Hautveränderung. Der Arzt ordnet der Psoriasis aber ganz bestimmte Erscheinungen an verschiedenen Körperregionen zu

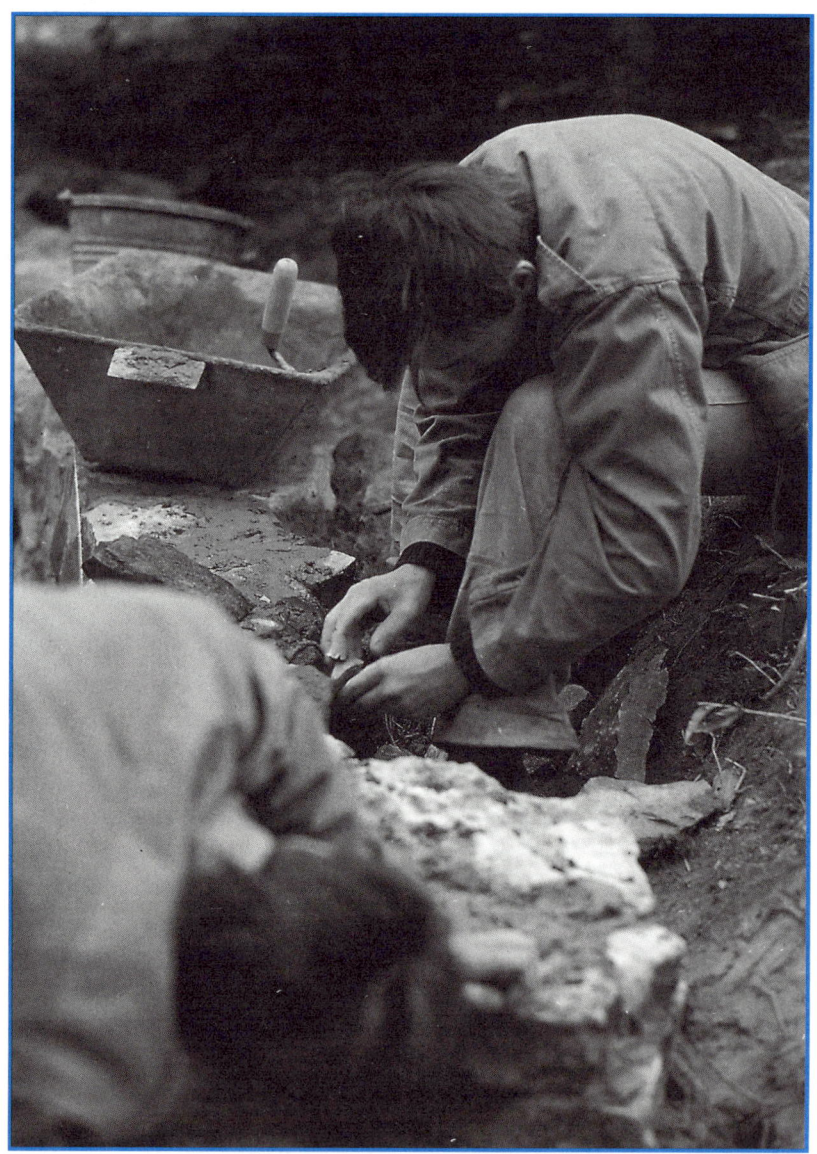

WAS VERSTEHEN WIR UNTER DEM BEGRIFF SCHUPPENFLECHTE?

Die Schuppenflechte ist eine relativ häufig vorkommende, im Erbmaterial festgelegte Hauterkrankung mit scharf begrenzten, geröteten und schuppenden Herden. Die Hauterscheinungen zeigen sich überwiegend an den Streckseiten des Körpers, vor allem an Ellbogen und Kniescheiben, aber auch in der Kreuzbeinregion. Die Größe der einzelnen Herde kann sehr unterschiedlich sein, sie variiert zwischen tropfen-, münz- oder handtellergroß; bei einzelnen Patienten kann auch der ganze Oberkörper betroffen sein.

Neben diesen meist runden, schuppenden Herden gibt es als Sonderform die pustulöse Form, bei der sich die zunächst typischen schuppenden Hautherde zunehmend mit Pusteln, d. h. mit Flüssigkeit gefüllten Bläschen bedecken können. Diese Art der Krankheit ist zwar sehr selten, leider aber auch schwer zu behandeln. Nach dem Platzen der Bläschen können zudem Bakterien in die Haut eindringen und eine Entzündung hervorrufen.

Anhand der Ausbreitung der Krankheit unterscheiden wir zwischen einer lokalisierten und einer generalisierten Form. Lokalisiert wären beispielsweise Veränderungen, die die Ellbogen oder die Kniescheiben betreffen oder andere umschriebene Hautbereiche, generalisiert dagegen, wenn praktisch die gesamte Körperoberfläche gleichzeitig betroffen ist.

Ein Wissenschaftler namens Besnier beschrieb 1888 erstmals das gemeinsame Auftreten von Schuppenflechte und Gelenkbeschwerden. Er nannte die Form, die nur bei 5–7 % aller an Psoriasis erkrankten Patienten vorkommt, Psoriasis arthropathica. Dabei greifen die Abwehrzellen des eigenen Körpers die Gewebe der Gelenke an.

Eine typische Stelle, die von der Schuppenflechte betroffen sein kann, ist die Kopfhaut. Dies zeigt sich in erster Linie in einer hartnäckigen Schuppenbildung, wobei nicht immer der ganze Kopf betroffen sein muß, sondern – und das ist eher häufiger – einzelne Bereiche. Auch hier gilt wieder, daß nicht jede Schuppenbildung mit einer Schuppenflechte gleichzusetzen ist. So achtet der Arzt bei der Untersuchung auf weitere Hinweise für eine Schuppenflechte, oder aber er grenzt durch eine ausführliche Befragung und durch eine genaue Betrachtung der Kopfhaut weitere mögliche Erkrankungen aus.

Hierzu gehört unter anderem ein Pilzbefall der Kopfhaut, der vor allem bei Kindern auftritt, die zu Hause Katzen haben oder häufig mit Katzen spielen, die ähnliche schuppende Herde auf ihrem Fell haben.

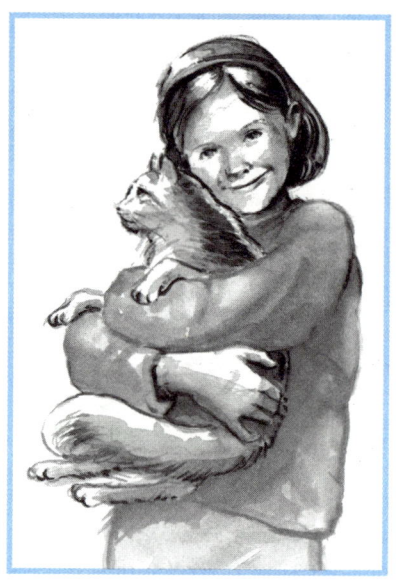

Achten Sie bei Katzen auf Anzeichen für eine Hautpilzinfektion

Der Arzt kann, um einen Pilzbefall sicher auszuschließen, Schuppen von der Kopfhaut abnehmen. Wachsen auf einem bestimmten Nährboden innerhalb einiger Wochen Pilze heran, so ist der Pilzbefall sicher nachgewiesen.

Eine weitere Ursache für eine plötzliche, starke Schuppenbildung der Kopfhaut kann sein, daß Sie ein Haarshampoo oder eine Tönung, selbst wenn Sie diese über Wochen oder sogar Monate immer wieder verwendet haben, plötzlich nicht mehr vertragen. Meist sind dann aber Körperstellen wie Gesicht oder Rücken, die auch mit dem Shampoo Kontakt hatten, mitbetroffen. Bei

Bei etlichen Kranken ist der Befall der Kopfhaut oder der Nägel das einzige Zeichen einer bestehenden Schuppenflechte

genauer Befragung ergibt sich hier oft schon ein Zusammenhang, den der Allergologe mit einem Pflastertest bestätigen kann.

Eine weitere Ursache für Kopfschuppen kann auch eine allergische Veranlagung sein, z. B. eine Neurodermitis. Die Kopfhaut ist hier meist sehr trocken, und bei der Untersuchung der Haut finden sich oft auch noch andere Erscheinungen, die zu diesem Krankheitsbild gehören. Es gibt noch weitere Gründe für eine Schuppenbildung, die der Arzt durch eine Untersuchung und eine gezielte Befragung feststellen kann.

So achtet er bei der Untersuchung auf eine Schuppenflechte ganz besonders auf die Finger- und Zehennägel. In vielen Fällen finden sich Tüpfelnägel oder Ölflecknägel (siehe Seite 34 bis 36).

Der untersuchende Arzt wird diese Merkmale als Hinweis für eine Schuppenflechte und zur Abgrenzung gegenüber den anderen zuvor erwähnten Erkrankungen nehmen. Die Art der Hauterscheinungen und die Dauer der Erkrankung kann niemand vorhersehen, der Verlauf schwankt bei jedem einzelnen Kranken. Es ist auch nicht vorhersehbar, ob und wann ein Mensch, der die Veranlagung hat, Hauterscheinungen ausbildet. Im Laufe vieler Jahre und auch bei eigenen Beobachtungen hat sich jedoch gezeigt (vorausgesetzt, es ist eine Veranlagung vorhanden), daß gewisse Auslöser oder Reizfaktoren den Beginn oder das Wiederauftreten der Erkrankung fördern können (siehe Seite 14 bis 18).

VORKOMMEN IN DER WELTBEVÖLKERUNG

Die Schuppenflechte ist eine relativ häufige Hauterkrankung, doch zeigen sich bei den verschiedenen Rassen wesentliche Unterschiede:
In Nordwesteuropa sind 1,5 %, in den USA zwischen 3 und 4 % der Erwachsenen betroffen.
Es bestehen rassische Unterschiede, die jedoch schwer zu beurteilen sind, da die Gesichtspunkte der verschiedenen Untersuchungen oft nicht gleich sind. Es hat sich jedoch gezeigt, daß die Schuppenflechte bei der weißen Rasse häufiger auftritt als bei der schwarzen, und daß rote Rassen so gut wie nie betroffen sind. Diese Ergebnisse sind sicherlich aber von sozialen, wirtschaftlichen und kulturellen Faktoren mitbeeinflußt, denn es gibt Betroffene, die erst nach vielen Jahren einen Arzt aufsuchen und die in den wissenschaftlichen Untersuchungen dann als Patienten erscheinen, die erst relativ spät erkrankt sind.
Bei der Bewertung der Untersuchungen muß man außerdem berücksichtigen, daß die Häufigkeit der Erkrankung mit zunehmendem Alter ansteigt, so daß eine geringere Lebenserwartung in manchen Bevölkerungsgruppen die Häufigkeit aller Fälle zu einem bestimmten Zeitpunkt deutlich erniedrigt.
Es hat sich gezeigt, daß Frauen und Patienten, in deren Familie eine Schuppenflechte bekannt ist, bereits früher Hauterscheinungen entwickeln als Männer aus entsprechenden Familien.

Bei einer Untersuchung von fast 3000 Patienten, die an Psoriasis erkrankt waren, fand sich ein erstmaliges Auftreten der Hauterscheinungen in folgenden Altersstufen:

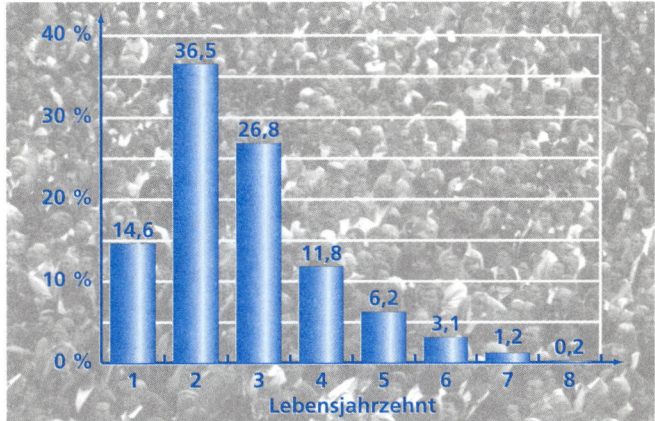

Häufigkeitsverteilung des erstmaligen Auftretens von psoriatischen Hauterscheinungen nach Lebensjahrzehnten

VERANLAGUNG

„Die Schuppenflechte ist eine vererbte Erkrankung."
Dieser Satz ist so sicher nicht ganz richtig. Durch eine Vielzahl von Untersuchungen weiß man, daß die Veranlagung vererbt wird. Deshalb ist es für den Arzt wichtig, nach dem Vorkommen der Schuppenflechte in der Familie zu fragen. Oftmals ist weder bei den Eltern noch bei den Geschwistern des Erkrankten eine Schuppenflechte bekannt, aber bei weiteren Befragungen stellt sich dann heraus, daß vielleicht der Großvater oder die Urgroßmutter Hauterscheinungen hatten.

Der Erbgang ist bisher noch nicht ganz geklärt, und häufig werden auch mehrere Generationen übersprungen, bis die Psoriasis wieder in Erscheinung tritt.

Bei Studien zum Vererbungsmuster ist es günstig, eineiige Zwillinge zu untersuchen, die identische Erbanlagen besitzen. Hierbei konnte belegt werden, daß eine gemeinsame Erkrankung bei eineiigen Zwillingen wesentlich häufiger vorkommt als bei zweieiigen Zwillingen.

Die Vererbbarkeit der Veranlagung zur Schuppenflechte wird mit ca. 90 % angegeben. Das Vererbungsmuster ist noch nicht eindeutig geklärt, doch sprechen viele Mitteilungen von einer autosomal dominanten Vererbung. Hierunter verstehen Fachleute ein Merkmal, das im Durchschnitt 50 % der Kinder im Erbmaterial tragen, wenn ein Elternteil Träger dieses Gens ist.

Dies bedeutet aber nicht, daß auch die Hälfte der Kinder tatsächlich an einer Schuppenflechte erkranken muß, sondern nur, daß die Veranlagung dazu besteht. Die Untersucher spekulieren, ob für die Ausbildung der Erkrankung noch weitere Faktoren wie seelische Belastungen, die Umwelt oder das soziale Milieu eine Rolle spielen. Diese Vermutungen sind jedoch bisher in wissenschaftlichen Untersuchungen nicht zu belegen.

REIZFAKTOREN

Unter Reizfaktoren fassen wir auslösende Ursachen zusammen. Es hat sich gezeigt, daß physikalischer Druck, Verletzungen, aber auch verschiedene Infekte bei bekannter Veranlagung die Erkrankung zum Ausbruch bringen können.

■ Mechanische und traumatische Reizfaktoren

In der medizinischen Fachsprache bezeichnet man psoriatische Hauterscheinungen, die nach mechanischer Reizung auftreten, als **Koebner-Phänomen**. Dies ist für die Schuppenflechte ein sehr typisches Kennzeichen. So entstehen häufig beispielsweise durch das Tragen einer Armbanduhr oder eines eng anliegenden Armbandes, an Schnittverletzungen, Kratzspuren oder auf Narben die typischen Hauterscheinungen einer Schuppenflechte. Als weitere exogene Faktoren, die von außen auf die Haut einwirken, kommen beispielsweise Verbrennun-

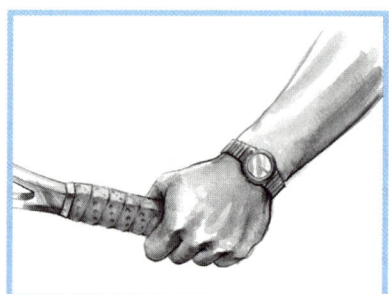

Mechanischer Hautreiz durch eine Armbanduhr

gen, Verbrühungen, aber auch eine zu intensive Sonnenbestrahlung in Betracht.

Sogar durch eine Impfung kann wegen der Beschädigung der Haut ein psoriatischer Herd an der Impfstelle hervorgerufen werden.

Kleidung

Synthetikstoffe sind eher ungünstig, da sie die Hautatmung behindern. Es kommt zu einer verstärkten Schweißbildung, die dann vor allem in den Hautfalten (Leistenbeugen, Achseln, in der Gesäßfalte und bei Frauen unter der Brust) die Ausbildung neuer psoriatischer Herde begünstigt.

Bewährt haben sich daher glatte Naturstoffe, also vor allem Baumwolle, Leinen, Seide und in bedingtem Maße auch Schafwolle, die allerdings auf bereits erkrankter Haut Reizungen verursachen kann. Man kann sich leicht vorstellen, wie sich die Wollhärchen in die schuppende und oberflächig rissige Haut schieben und dort zu Juckreiz und Irritation führen. Natürlich gibt es Kompromisse und vor allem Zeiten, in denen die Haut weitgehend erscheinungsfrei ist. Aber auch dann sollten Sie, um mögliche Irritationen zu vermeiden, einen Baumwollstoff, z. B. ein T-Shirt, direkt auf der Haut unter dem Pullover tragen.

Neben der Auswahl der Stoffe ist natürlich auch die Art der Kleidung entscheidend. Enge Hosen, Röcke oder bei Frauen auch Oberteile wie ein zu enger BH sollten nicht getragen werden. Ein typisches Kennzeichen für die Schuppenflechte ist nämlich auch, daß an Orten starker Reizung, so z. B. unter enganliegenden Trägern, Bündchen und Gürteln Schuppenflechte auftreten kann.

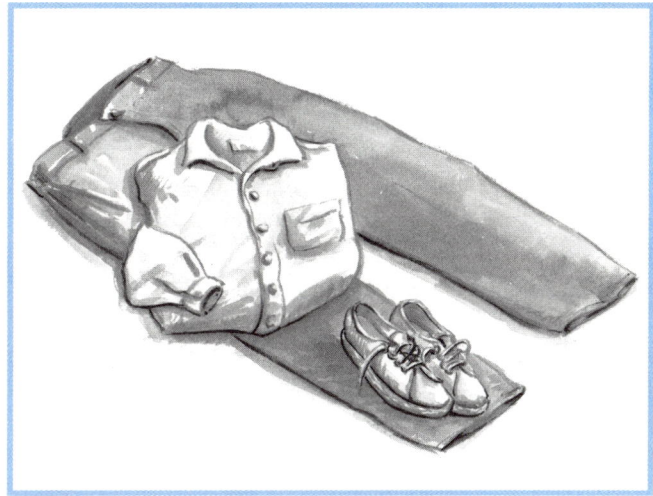

Wählen Sie locker sitzende Kleidungsstücke aus glatten Naturtextilien

Chronischer Hautstreß

Jede Form von Hautschaden kann ein möglicher Auslösefaktor für die Schuppenflechte sein. Beruflich belastete Hautstellen, vor allem die Hände, Handrücken und Unterarme sind hier besonders betroffen. Ursachen sind ausgedehnte Waschvorgänge und die fortgesetzte mechanische Belastung. An den Hautstellen entwickeln sich zunächst umschriebene, unscharf abgegrenzte Rötungen, die im weiteren Verlauf Bläschen, Schuppen und Krusten bilden können. Gleichzeitig entstehen hier feine, kleine, zum Teil auch sehr schmerzhafte Risse in der Haut.

Diese chronischen Hautschäden sind oftmals wiederum Ausgangspunkte für neue Schuppenflechteherde.

Kann man eine Kontaktallergie (siehe Seite 12), eine durch Beruf oder Freizeitaktivitäten verursachte Schädigung der Haut und eine Pilzinfektion durch genaue Befragung sowie Untersuchung durch den betreuenden Arzt ausschließen, läßt sich oft keine eindeutige Ursache finden außer zu intensive Waschgewohnheiten und die Verwendung von entfettenden Badezusätzen und Seifen. Hier sind dann Reinigungsmaßnahmen soweit wie möglich einzuschränken, und entfettende Waschzusätze sollten durch rückfettende Seifen und Ölbäder ersetzt werden.

Zur Einschränkung der akuten entzündlichen Reaktion der vorgeschädigten Haut kann in einzelnen Fällen sogar ein Kortisonpräparat erforderlich sein, das jedoch im Verlauf einiger Tage durch den konsequenten Einsatz pflegender Substanzen ersetzt werden sollte.

Zum besonderen Schutz der Hände können Sie sowohl im Haushalt als auch bei beruflich bedingten Arbeiten Handschuhe, z. B. Gummihandschuhe, tragen.

Baumwollgefütterte Handschuhe schützen die Haut vor der Austrocknung

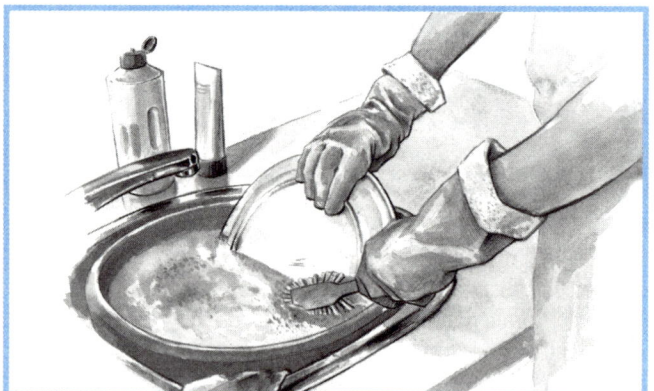

Es gibt auch spezielle Hautschutzsalben, die zum Teil wasserfest, nicht abwaschbar und lösungsmittelbeständig sind.

In jedem Fall sollte die Behandlung dem Zustand der Haut angepaßt sein. Wir empfehlen, sich frühzeitig zu einem Spezialisten zu begeben, der alle Maßnahmen individuell richtig anzupassen und anzuwenden weiß.

■ Medikamente und Alkohol

Tritt die Schuppenflechte erstmalig bei einem Erwachsenen auf, kann das an eingenommenen **Medikamenten** liegen. Auch die Verschlechterung einer bereits bekannten Erkrankung oder das Wiederauftreten nach monate- oder jahrelanger Pause kann durch Tabletten bedingt sein. Der Arzt muß hier auf bestimmte Medikamente, z. B. Betablocker, achten, die vor allem bei jüngeren Patienten mit Bluthochdruck eingesetzt werden. Stellt der Arzt einen Zusammenhang zwischen dem eingenommenen Medikament und der Verschlechterung der Haut fest, sollte er versuchen, das Medikament durch ein anderes zu ersetzen oder, wenn medizinisch vertretbar, ganz wegzulassen. Eine Verbindung ist um so wahrscheinlicher, je weniger Zeit zwischen der ersten Einnahme und dem Auftreten der Schuppenflechte liegt.

Eine Verschlechterung der Psoriasis kann aber auch durch einen bakteriellen Halsinfekt auftreten (siehe Seite 17). Wenn bei der Behandlung Antibiotika (z. B. Penicillin) eingenommen werden, kann man fälschlicherweise annehmen, daß die Medikamente die Ursache seien. Es ist daher wichtig, die genauen Hintergründe immer im Gespräch mit dem Arzt abzuklären.

Ein weiteres Medikament, das bekannt dafür ist, bei bestehender Veranlagung einen Krankheitsschub auszulösen, ist Lithium, das aber nur selten und nur bei psychischen Erkrankungen eingesetzt wird.

Als mögliche Auslöser einer Schuppenflechte gelten auch Malariamittel. Sicherlich sind Wirkung und Nebenwirkungen gegeneinander abzuwägen, eine geplante Reise in ein Malariagebiet läßt wohl keine Alternative zu. Bei einem geplanten Urlaub sollten Sie also neben den klimatischen Einflüssen auch die mit der Reise eventuell verbundene Einnahme von Medikamenten, die den Hautzustand verschlechtern können, mit Ihrem Arzt besprechen.

Ein zweiter, ebenso wichtiger und häufiger Reizfaktor, ist **Alkohol**. Vor allem regelmäßiger Genuß kann den Verlauf der Erkrankung dahingehend verändern, daß sie sich weiter ausbreitet, chronisch und gegen die Behandlung immer unempfindlicher wird. Der Genuß alkoholischer Getränke sollte daher soweit als möglich eingeschränkt werden, was jedoch nicht bedeuten soll, daß ein Psoriatiker zum absoluten Abstinenzler werden muß. Wichtig ist auch hierbei, das rechte Maß zu finden, um in bestimmten Situationen und zu bestimmten Zeitpunkten die Menge auf ein Minimum reduzieren zu können. Als besonderer Gesichtspunkt gilt noch,

daß sich die durch die Hautprobleme entstandenen Schwierigkeiten, z. B. im Umgang mit Freunden oder bei der Arbeit, nicht im Alkohol ertränken lassen, sondern durch den Alkohol sogar noch verstärkt werden. Dies kann leider häufig genug zu einem Teufelskreis führen.

■ Infektionen

Wir haben schon erwähnt, daß insbesondere **bakterielle Halserkrankungen** (Angina) eine Schuppenflechte auslösen können. Diese Form ist vor allem bei Kindern und bei jungen Erwachsenen häufig. Noch während der Infektion oder kurze Zeit danach bilden sich die typischen Hautherde aus. Die Hauterscheinungen treten als kleinfleckige, punkt- bis tropfenförmige Herde am gesamten Körper auf. Speziell bei dieser Form kann auch das Gesicht betroffen sein, was für die Schuppenflechte sonst eher unüblich ist. Diese Erscheinungsform breitet sich rasch auf den gesamten Körper aus, daher wird sie auch akut-exanthematisch genannt. Typisch ist die starke Rötung der einzelnen verdickten Herde und eine zum Teil anhaftende Schuppenschicht. **Verantwortlich für diese Form ist der Infekt. Eine gleichzeitige Antibiotikagabe kann den Krankheitsverlauf günstig beeinflussen.** Oft besteht der Infekt noch während des Schuppenflechteschubs, so daß eine Behandlung mit Antibiotika die Abheilung sogar beschleunigen kann.

Typisch ist für diese Erscheinungsform auch, daß sie sich spontan,

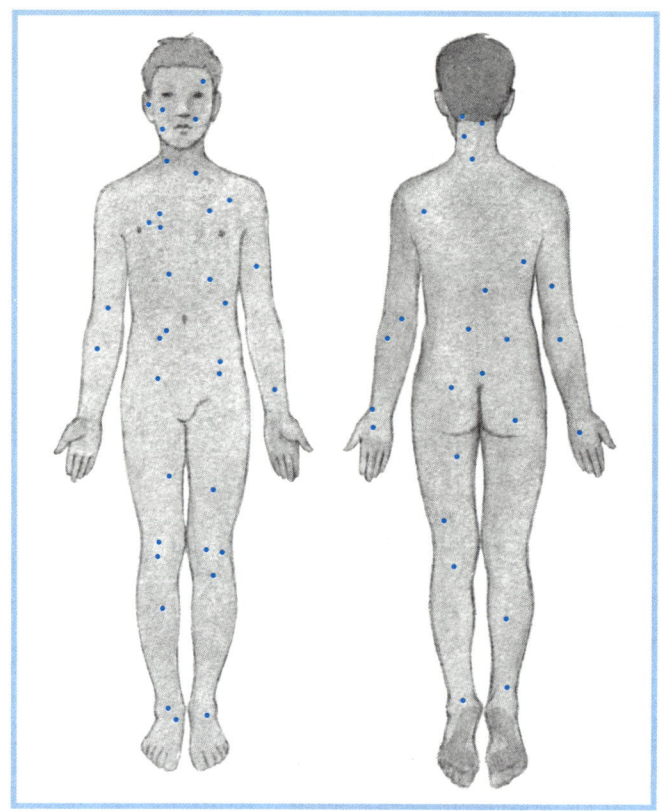

Akut-exanthematische Form der Schuppenflechte

Pilze, vor allem **Hefepilze,** treten überwiegend intertriginös, d. h. in Hautfalten auf, also vor allem in den Finger- und Zehenzwischenräumen, an Leisten, Gesäß, Achseln und um den Bauchnabel.

Bei stark übergewichtigen Patienten kommen auch noch Bereiche mit ausgeprägten Hautfalten hinzu, besonders am Bauch und unter den Brüsten. Der durch Hefepilze verursachte Entzündungsreiz kann zur intertriginösen Form der Schuppenflechte führen.

Aus der Aussage, daß Hefepilze und andere auf die Haut orientierte Pilze eine Psoriasis auslösen können, darf jedoch nicht der falsche Schluß gezogen werden, die Psoriasis sei durch Pilze bedingt. Zwar kann jede durch Bakterien, Viren oder Pilze ausgelöste Erkrankung Ursache für eine Auslösung der Schuppenflechte werden, Voraussetzung hierfür ist aber immer, daß eine Veranlagung zur Ausbildung der Hauterkrankung im Erbmaterial besteht, auch wenn sie bisher unbekannt war.

meist nach Abheilung des Infektes, wieder zurückbilden kann und die Therapie daher sehr mild und zurückhaltend gestaltet werden sollte. Bewährt haben sich vor allem abschuppende Cremes mit Salizylsäure oder Harnstoff und Bestrahlungen mit UV-Licht.

Bei bestimmten **Virusinfektionen,** hierzu zählen z. B. alle Kinderkrankheiten wie Windpocken, Röteln oder Masern, im Erwachsenenalter aber auch die Gürtelrose, können in einzelnen Fällen psoriatische Hauterscheinungen an den Stellen der abgelaufenen Entzündung auftreten.

■ Andere Erkrankungen

Bei verschiedenen internistischen „inneren" Krankheitsbildern kann es zur Ausbildung einer Schuppenflechte kommen.

So findet sich zum Beispiel bei Patienten, die in höherem Alter zuckerkrank werden (Typ-II-Diabetes), häufiger die inverse Form der Schuppenflechte. Es handelt sich hierbei um das Auftreten von psoriatischen Herden vor allem in den Hautfalten.

DIAGNOSE

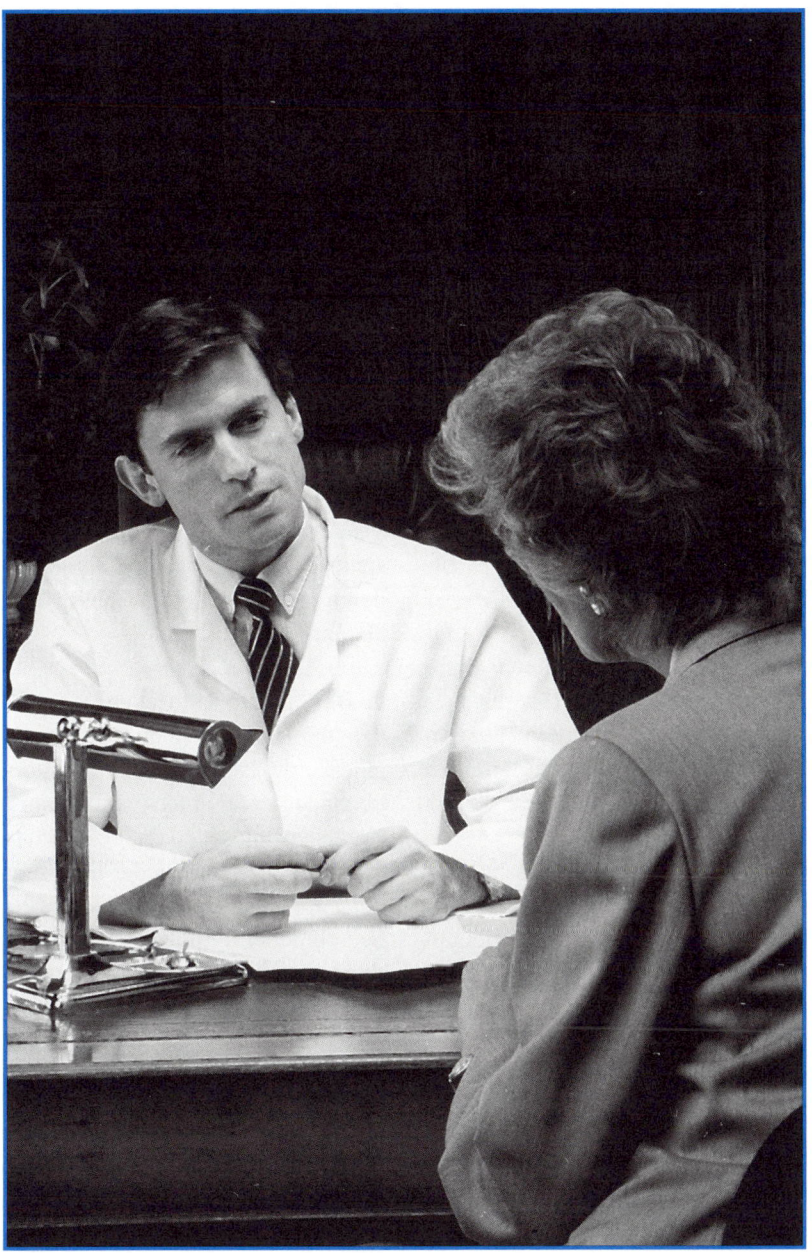

Da sich die Psoriasis auf so vielfältige Weise äußern kann, muß der Hautarzt bei der Diagnosestellung sehr aufmerksam vorgehen. Es gibt aber einige Symptome, die charakteristisch für alle Formen der Schuppenflechte sind

ÄUSSERE MERKMALE

Die klassische Form der Schuppenflechte ist durch einen **typischen Aufbau der Hauterscheinungen** gekennzeichnet. Beim erstmaligen Auftreten entwickelt sich ein roter Fleck, auf dem sich sehr rasch z. T. fest haftende Schuppen bilden. Diese Schuppen zeigen einen geschichteten Aufbau und glänzen meist silbern. Typisch für die Schuppenflechte ist das Zeichen des zu kleinen Deckels, d. h. die als Deckel wirkenden Schuppenauflagerungen bedecken nicht vollständig den gesamten geröteten Herd, so daß jeweils randständig ein mehrere Millimeter breiter roter Saum sichtbar bleibt. Häufig wird dieser Randsaum von einer schmäleren abgeblaßten Zone begrenzt. (Es gibt aber sicher etliche unter den Lesern, bei denen die Hautveränderungen etwas oder sogar deutlich anders ausfallen.)

Von Patient zu Patient lassen sich immer wieder Abweichungen der Hauterscheinungsbilder feststellen, was vor allem vom Alter der Schuppenflechteherde abhängt. Ein relativ frisch aufgetretener Herd wird meist hellrot, ein schon viele Monate bestehender mehr dunkelrot bis blaurot und meist auch von einer dichteren Schuppenauflage bedeckt sein. Auch plötzliche Rückbildungen oder Abheilungen einzelner

Typisch für die Schuppenflechte ist das Zeichen des zu kleinen Deckels

Herde können das Erscheinungsbild verändern. Die Erfahrung hat uns gelehrt, daß frische Erscheinungen auf schon ältere übergreifen und zu Auslöscherscheinungen (plötzliche Rückbildung des ganzen Herdes) oder auch zur verstärkten Schuppenbildung Anlaß geben.

Der Arzt kann beim Reiben mit einem Holzspatel auf den Hauterscheinungen 3 besondere Zeichen auslösen, die er allerdings in ihrer Gesamtheit bewerten muß:

1. Kerzenphänomen: Hier kann man beim Kratzen mit einem Holzspatel feine Schuppenteile ablösen, deren Form feinen Wachsspänen ähnelt.

2. Das „letzte Häutchen": Nachdem der Herd von Schuppen freigelegt wurde, läßt sich vom darunterliegenden roten Fleck ein dünnes Häutchen ablösen, das „letzte Häutchen". Es besteht aus der untersten die Papillenspitzen überdeckenden Schicht der Epidermis. Dieses Phänomen sichert uns die Diagnose „Schuppenflechte". Es ist in diesem Zusammenhang wichtig, darauf hinzuweisen, daß nach Abkratzen der Schuppen die Hautoberfläche trocken bleiben muß und das letzte Häutchen als leicht spiegelnde, aber noch unverletzte feine Membran zu erkennen ist.

3. Auspitz-Phänomen: Als drittes Kennzeichen (nicht ausschließlich für die Schuppenflechte typisch) gilt das Auspitz-Phänomen:

Beim Ablösen des letzten Häutchens werden die daran fest anhaftenden kleinen Blutgefäße eingerissen, was zu einer feinen, punktförmigen Blutung führt. Diesen tropfenförmigen Blutaustritt bezeichnet man als „blutigen Tau", eine von Auspitz beschriebene Erscheinung. Da wir auch andere Hautkrankheiten kennen, bei denen es nach Kratzen auf der Hautoberfläche zu feinen Blutungen kommt (z. B. bei Ekzemen), ist das Zeichen des „letzten Häutchens" am aussagekräftigsten. Insgesamt gesehen kann der Arzt bei fachmännischer Ausführung dieser Untersuchungsmethode sehr genau feststellen, ob eine Schuppenflechte vorliegt oder nicht. In vielen Fällen erübrigt es sich, dem Patienten ein befallenes Hautstück zur Untersuchung zu entnehmen.

Bei der Besprechung der Diagnosestellung müssen wir aber auch wissen, daß die Schuppenflechteherde bei der Rückbildung ein besonderes Verhalten an den Tag legen.

Während des Abheilungsprozesses können wir im vormals befallenen Hautareal eine Hellfärbung bemerken, die auf eine Hemmung der Pigmentbildung schließen läßt. In der Medizin wird das als **„psoriatisches Leukoderm"** bezeichnet. Vereinzelt kann in den abgeheilten Partien jedoch auch eine dunklere Einfärbung auftreten. Beide Begleitreaktionen verschwinden nach unterschiedlich langem Bestand; es gibt keine Narbenbildung.

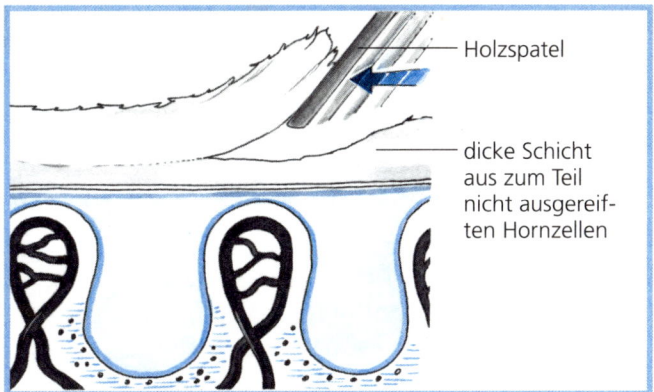

Holzspatel

dicke Schicht aus zum Teil nicht ausgereiften Hornzellen

1. Kerzenphänomen

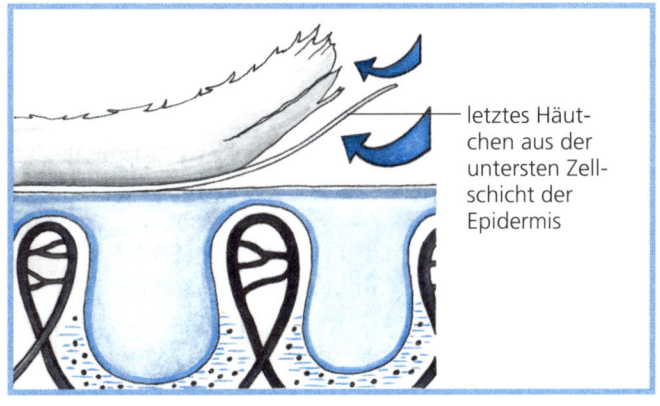

letztes Häutchen aus der untersten Zellschicht der Epidermis

2. Das letzte Häutchen

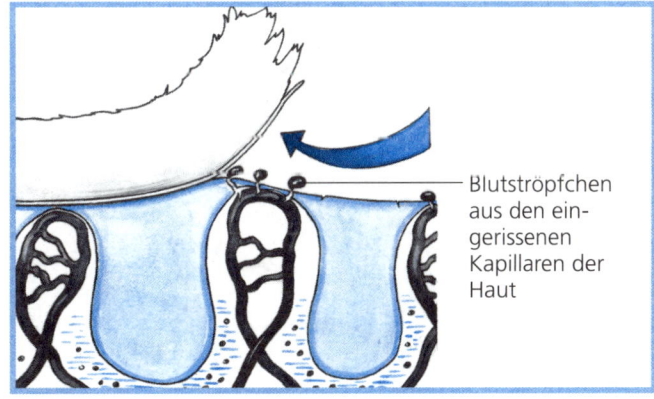

Blutströpfchen aus den eingerissenen Kapillaren der Haut

3. Auspitz-Phänomen: „blutiger Tau"

FEINGEWEBLICHE UNTERSUCHUNG

Die feingewebliche Untersuchung beinhaltet die Betrachtung eines kleinen Hautherdes mit dem Mikroskop, der in örtlicher Betäubung aus einer typischen Hauterscheinung entnommen wurde. Oftmals läßt sich durch die Untersuchung des Zellbildes eine Hauterkrankung, die zunächst nicht eindeutig erkannt wird, besser einordnen. Gleichzeitig können durch die Betrachtung der einzelnen Zellen wesentliche Ursachen zur Entstehung einer Erkrankung aufgedeckt werden.

Zum besseren Verständnis der Reaktionen bei krankhaften Hautveränderungen zeigen wir zuerst kurz den Aufbau der gesunden Haut:

Hornschicht ohne Zellkerne
Körnerschicht
Stachelzellschicht
Basalzellschicht
Blutkapillaren
Faserschicht
Fettzellen
Oberhaut
Lederhaut

Querschnitt durch die gesunde Haut

Die Ober- und Lederhaut bilden zusammen die Cutis. Die Oberhaut, auch Epidermis genannt, besteht aus Epithelzellen.

Die Funktion der Hautzellen ist vorrangig der Schutz des Körpers nach außen, den die Haut durch eine Verhornung der Epithelzellen (Keratinozyten) gewährleistet. Die oberste Schicht der Haut, die Hornschicht (Stratum corneum), besteht aus abgestorbenen Zellen ohne Zellkern, die an der Hautoberfläche abgerieben werden.

Die unterste Schicht, die Basalschicht (Stratum basale), stellt die Grenze zwischen Oberhaut (Epidermis) und Lederhaut (Corium) dar, sie bringt alle Zellen der Oberhaut hervor. Durch ständige Zellteilungen in der Basalzellschicht entwickelt sich die darüberliegende Stachelzellschicht, hierauf dann die Körnerzellschicht (Stratum granulosum), aus dem als oberste Schicht die Hornhaut (Stratum corneum) entsteht. Die Hornhaut ist je nach mechanischer Belastung unterschiedlich dick. So ist sie auf den Fußsohlen und auf den Handinnenflächen am dicksten, in den Ellbeugen deutlich dünner, am Hodensack am dünnsten.

Bei der feingeweblichen Untersuchung der Schuppenflechte finden wir Veränderungen in der Oberhaut, an der Basalschicht und auch im oberen Anteil der Lederhaut.

In der Oberhaut (Epidermis) finden eine übermäßige Vermehrung der Epidermiszellen und eine gestörte Verhornung der Haut statt. Ein typisches Merkmal der Psoriasis ist der „Munrosche Mikroabszeß". Hierbei handelt es sich um in die oberste Hautschicht einwandernde weiße Blutkörperchen (neutrophile Granulozyten), die auf eine Entzündungsreaktion der Haut hinweisen. Die Basalschicht ist im Rahmen der psoriatischen Hautveränderungen ebenfalls einer Veränderung unterzogen. Normalerweise schlängelt sie sich als leicht wellenförmiges Band durch die gesamte Haut. Bei der Schuppenflechte hingegen dehnt sie sich durch die Ausbildung von „Bergen und Tälern" um ca. das Zwanzigfache ihrer ursprünglichen Länge aus. Gleichzeitig mit dieser Veränderung steigt auch die Zahl der an ihr beteiligten Zellen.

Durch Veränderungen in der Lederhaut (Corium) können wir die Rötung der Haut (Erythem) erklären: Die Blutgefäße sind verlängert, geschlängelt und erweitert.

Eine Epidermiszelle benötigt für ihre Entwicklung von der Basalzelle bis zur Hornzelle unter normalen Verhältnissen ungefähr 28 Tage.

Bei der Schuppenflechte ist dieser Prozeß auf 3–4 Tage verkürzt, dadurch kann die Umwandlung der Basalzelle zur Hornzelle nicht immer komplett vollzogen werden. Wir finden daher im feingeweblichen Bild die für die Schuppenflechte typischen kernhaltigen und kernlosen Hornzellen, was der

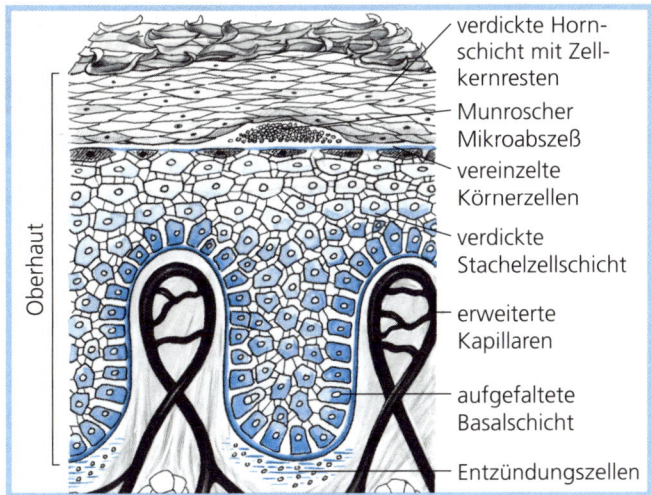

Oberhaut

verdickte Hornschicht mit Zellkernresten

Munroscher Mikroabszeß

vereinzelte Körnerzellen

verdickte Stachelzellschicht

erweiterte Kapillaren

aufgefaltete Basalschicht

Entzündungszellen

Querschnitt durch psoriatische Haut

Fachmann als Parakeratose ohne Körnerschicht und Hyperkeratose mit Körnerschicht bezeichnet.

Es ist verständlich, daß diese Hautveränderungen in den Schuppenflechteherden mit einer Aktivierung des Stoffwechsels einhergehen.

In Zusammenhang mit der beschleunigten Zellvermehrung steht auch die Neubildung von kleinen Gefäßen in den wellenförmig veränderten oberen Abschnitten der Lederhaut (Corium).

In neuesten Untersuchungen geht man davon aus, daß die Neubildung der Gefäße auch Veränderungen in der untersten Schicht der Oberhaut (Epidermis) bedingen, die somit z. B. für bestimmte Enzyme durchlässig wird.

Die Kenntnis all dieser Veränderungen läßt aber noch die Frage offen, ob es sich hier um Reaktionen der Haut auf einen außergewöhnlichen Zustand handelt, oder ob dies ein außergewöhnlicher Zustand ist.

Zusammenfassend läßt sich sagen, daß in der Oberhaut vermehrt Hautzellen gebildet werden, die in einem wesentlich kürzeren Zeitraum als üblich an die Oberfläche gelangen

LABORCHEMISCHE VERÄNDERUNGEN

Grundsätzlich kennen wir keine Veränderungen im Blut, die mit Sicherheit einer Schuppenflechte zuzuordnen sind. Sehen wir einmal von bestimmten Vererbungsmerkmalen (siehe Seite 27) ab, verhalten sich die allgemeinmedizinischen Befunde wie z. B. Blutkörperchen-Senkungsgeschwindigkeit, Blutbild, Werte für die Nieren- und Leberfunktion und Hormonspiegel von der Schuppenflechte unabhängig und liegen im Normalbereich.

Einzig die Harnsäurewerte scheinen in der Gesamtbetrachtung bei Patienten mit Schuppenflechte etwas höher auszufallen, obwohl wir auch genügend Patienten mit Normalwerten kennen.

Bestimmte Fettstoffwechselstörungen wurden bei Patienten mit Schuppenflechte etwas häufiger festgestellt als in der Gesamtbevölkerung.

Anders sieht es bei schweren Verlaufsformen der Schuppenflechte aus, z. B. bei Ganzkörperbefall oder einer pustelförmigen Schuppenflechte: Hier haben sich meist die Werte, die für Entzündungszustände im Körper aussagefähig sind, verändert. So sind vor allem Blutkörperchen-Senkungsgeschwindigkeit und Gesamtzahl der weißen Blutkörperchen erhöht, Gesamteiweiß und Eisengehalt hingegen erniedrigt.

Bei schwerer pustelförmiger Schuppenflechte kann anfangs die Zahl der Lymphozyten (Immunzellen) absinken, ebenso liegen meist die Kalzium- und Zinkspiegel im Blut unter den Normalwerten.

ENTSTEHUNGSMECHANISMEN DER PSORIASIS

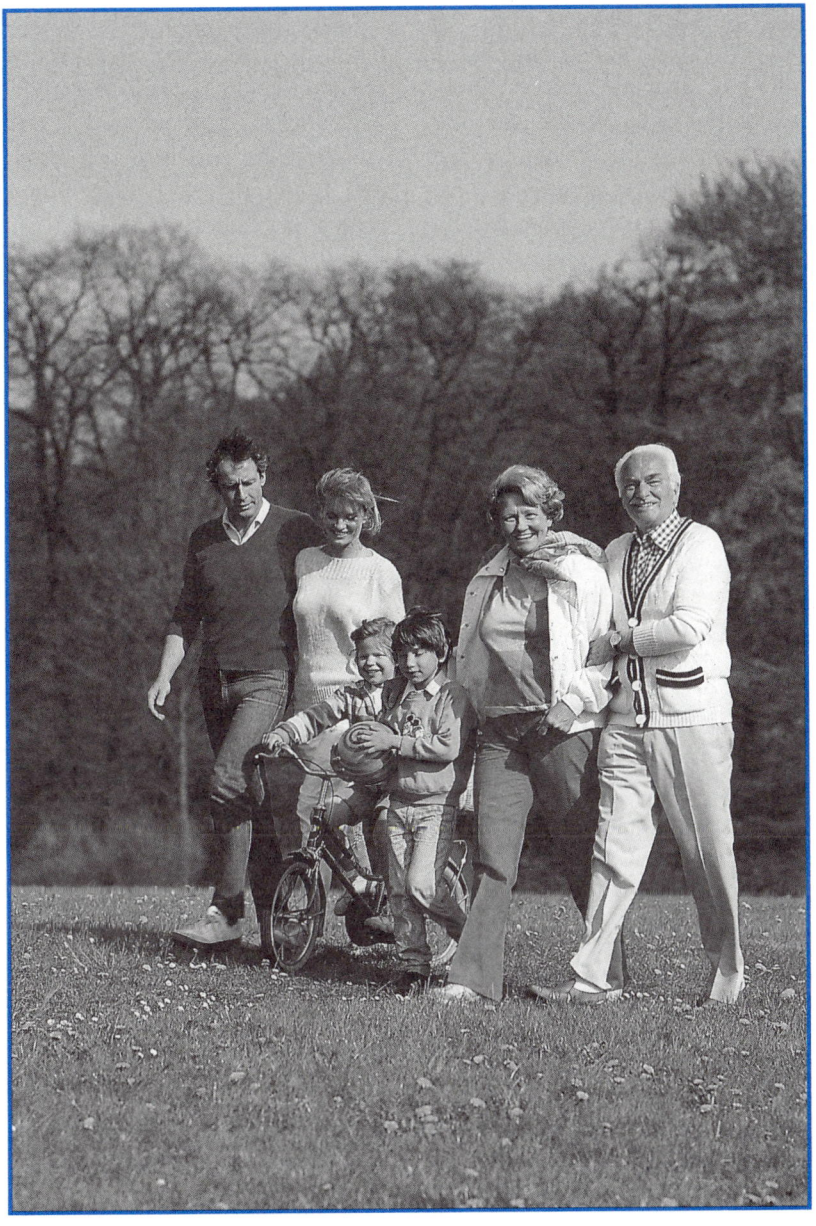

Neben der ererbten Veranlagung zur Psoriasis spielen bei der Entwicklung des Krankheitsgeschehens viele äußere Einflußfaktoren eine wichtige Rolle

BIOCHEMISCHE ASPEKTE

Ausgangspunkte für viele Untersuchungen in der Psoriasisforschung sind die stark beschleunigte Zellvermehrung in der Basalschicht und das Vorkommen von kernhaltigen Zellen in der Hornschicht. Der Ursprung dieser Veränderungen liegt in der Basalschicht, der Trennlinie zwischen Ober- und Lederhaut.

Wegen des stark beschleunigten Stoffwechsels in dieser Zellschicht kann eine Vielzahl von notwendigen biochemischen Prozessen gar nicht oder nur unvollständig ausgeführt werden. In den Psoriasisherden findet man die gleichen Stoffwechselenzyme wie in der gesunden Haut, die Mengenverteilung kann aber sehr unterschiedlich sein; die fein abgestimmte Zusammenarbeit der verschiedenen Enzyme ist aus dem Gleichgewicht geraten.

So kann man bei der Untersuchung von Hautzellen im Labor erniedrigte Werte für die Glukose-6-Phosphat-Dehydrogenase, für Polyamine, für die Arachidonsäure und die Leukotriene feststellen.

Leukotriene sind als wichtige Botensubstanzen in Geweben bekannt, die weiße Blutkörperchen (Granulozyten) anlocken. Bei der Schuppenflechte entstehen als Resultat dieser Granulozytenwanderung die Munroschen Mikroabszesse, entzündliche Ansammlungen von weißen Blutkörperchen in der Hornschicht der Haut (siehe Seite 23).

Einige Schmerzmittel, insbesondere die antirheumatisch wirkenden Stoffe, verändern den Stoffwechsel des Arachidonsäuremetabolismus, so daß vermehrt Leukotriene entstehen. Diese Substanzen können eine bestehende Schuppenflechte verschlechtern. Andere Medikamente hingegen hemmen bestimmte Schritte der Leukotrienbildung und wirken deshalb deutlich hemmend auf die Psoriasis.

Ein zu niedriger Kalziumspiegel behindert die Zellreifung. Bei einer seltenen Variante der pustulösen Schuppenflechte (Impetigo herpetiformis) findet sich häufig ein zu niedriger Blutkalziumspiegel.

Von Interesse ist daher die Verbindung verschiedener Krankheitsbilder mit dem sogenannten HLA-System, dem Humanen-Leukozyten-Antigen-System.

VERERBUNGSMERKMALE

n den 50er Jahren berichteten Dausset in Paris, Van Rood in Leiden und Payne in Stanford erstmals, daß alle kernhaltigen Zellen eines Menschen typische Strukturen aufweisen. Diese von Mensch zu Mensch unterschiedlichen Eigenschaften sind im Erbmaterial auf dem kurzen Arm des Chromosoms 6 festgelegt. Auf die unterschiedlichen Strukturen des HLA-Systems sind unter anderem die Abstoßungsreaktionen bei Organverpflanzungen zurückzuführen.

Mit der Entdeckung dieses HLA-Systems wurden entscheidende Fortschritte bezüglich der Ursachen der Psoriasis gemacht, da bestimmte identifizierbare Oberflächenstrukturen bei Psoriatikern überdurchschnittlich oft zu finden sind.

Es ließ sich zum Beispiel in einer Reihe von Untersuchungen zeigen, daß Patienten mit Arthritis psoriatica, Reiter-Syndrom und Bechterew-Erkrankungen häufiger als normal HLA B27 positiv sind.

Krankheit	HLA	untersuchte Patienten	relatives Risiko
Arthritis psoriatica	B27	343	3,8
Reiter-Syndrom	B27	80	35,9
Bechterew-Erkrankung	B27	90	87,8

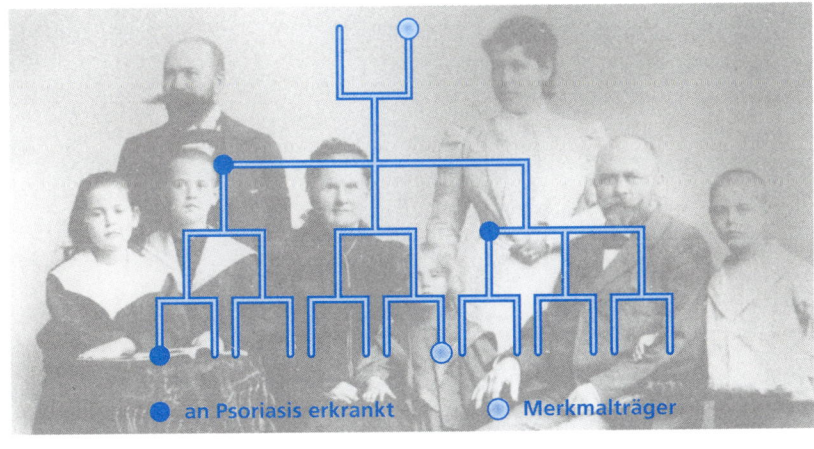

● an Psoriasis erkrankt   ○ Merkmalträger

Genetische Merkmale, die das Risiko für eine Psoriasis erhöhen, werden von Generation an Generation weitergegeben

FORMEN UND ERSCHEINUNGSBILDER

Der Verlauf der Schuppenflechte ist wechselhaft und unvorhersehbar. Manchmal liegen zwischen den Krankheitsschüben mehrere Jahre, manchmal nur Wochen. Die Hauterscheinungen können hartnäckig sein oder nach kurzer Zeit abheilen

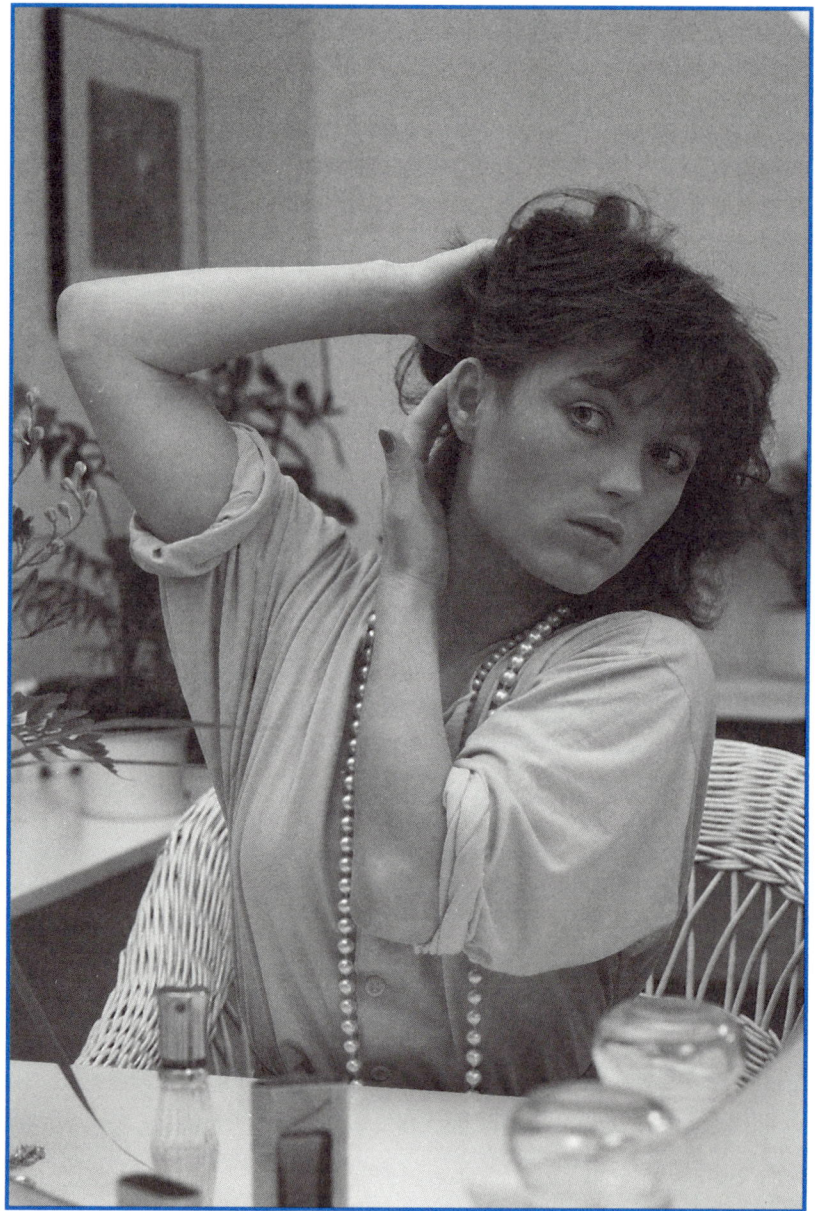

VERLAUFSFORMEN DER PSORIASIS

Aufgrund vieler Beobachtungen können wir im wesentlichen **3 Verlaufsformen der Schuppenflechte** unterscheiden, die wohl in Abhängigkeit von der unterschiedlich ausgeprägten inneren Veranlagung stehen.

■ Die plötzlich, wie ein Ausschlag auftretende Form.

Sie erscheint häufig nach akuten Infektionen im Hals sowie im Nasen- und Ohrenbereich, vor allem bei Heranwachsenden oder jüngeren Erwachsenen.

■ Die chronische Form mit wenigen Herden.

Die Stellen sind deutlich über die Hautoberfläche erhaben und schuppen oft stärker. Betroffen sind vor allem Ellbogen, Knie und Kreuzbein, aber auch Kopf und Oberkörper. Die Herde verändern sich kaum, sind „stationär"; sie zeigen wenig Wachstumstendenz und sind schwer zu behandeln.

■ Die seltenere feucht-entzündliche Form.

Die Herde sind lebhaft rot, die Schuppenauflagerungen glänzend und mehr gelblich im Sinne von Schuppenkrusten. Der schuppenfreie Rand ist lebhaft gerötet. Diese Form ist reizbar und neigt zu schweren Verläufen mit Gestaltwandel wie Ganzkörperbefall oder Entwicklung einer Pustelform.

ERSCHEINUNGSBILDER DER GEWÖHNLICHEN SCHUPPENFLECHTE

Allen Erscheinungsformen ist gemeinsam, daß zu Beginn ein rötlicher, leicht schuppender Fleck entsteht, der rasch an Größe zunimmt und sich über die Hautoberfläche hinaus verdickt.

Die große Variationsbreite bei den Erscheinungsbildern der Schuppenflechte auf der Haut ist nicht selten Anlaß zur Verwirrung. Rein äußerlich beschreibend wurden Bezeichnungen wie haargebundene Schuppenflechte, punktförmige, tropfenförmige, münzförmige oder kreisförmige Schuppenflechte geschaffen. In allen diesen Herden, ob klein oder groß, lassen sich beim Reibetest sowie auch feingeweblich die typischen Zeichen der Schuppenflechte nachweisen. An bestimmten Körperregionen treten ganz typische Schuppenflechtemuster auf. Im wesentlichen wissen wir bis heute nicht, wie es zu diesen Verteilungsmustern kommt. Wir kennen hingegen die Ursachen, die zu Veränderungen an den Nägeln führen können. Es ist allerdings keineswegs so, daß alle Schuppenflechtepatienten mit Veränderungen der Nägel rechnen müssen.

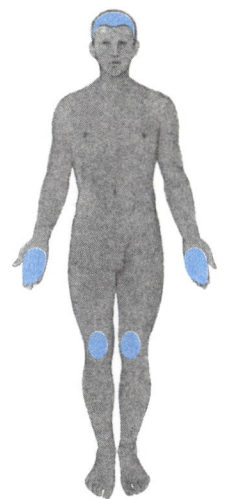

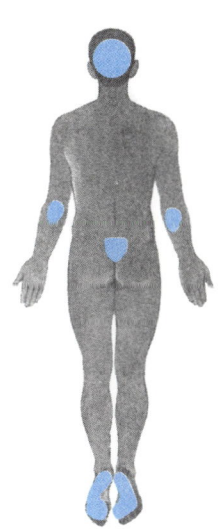

Hauptverteilung bei Psoriasis vulgaris

Unterschiede zu anderen Hautkrankheiten

An erster Stelle gilt es, **das seborrhoische Ekzem** mit seinen eher hellen, flächigen Rötungen und gelblich fettigen, blättrigen Schuppenauflagerungen zu unterscheiden, zumal es auch Schuppenflechteformen gibt, die solch eine ekzemartige Note aufweisen. Allerdings bevorzugt diese Ekzemform besonders Stirn- und Schläfenansätze, Augenbrauen und mittlere Gesichtspartien, außerdem die „vordere und hintere Schweißrinne", d. h. Brust- und Rückenmitte. Beim Abkratzen der Schuppen ist das Erscheinungsbild des „letzten Häutchens" (siehe Seite 21) hier nicht auszulösen.

An den Händen können uns vor allem **die toxisch-degenerativen Ekzeme**, die durch Langzeitschäden (dauernde Hautreinigung mit scharfen waschaktiven Substanzen, Alkaliseifen, Lösungsmittel) zur rissigen Schuppenbildung auf mehr oder weniger gerötetem Untergrund führen, eine Unterscheidung schwermachen. Bei ausgeprägten Verläufen können auch Fingernagelveränderungen auftreten, dies aber mehr als Querrillen und Furchungen ohne Tüpfel oder Ölflecke, die typisch für die Schuppenflechte sind (siehe Seite 35).

Weiterhin müssen an den Händen, vor allem wenn nur eine Hand Veränderungen zeigt, **Infektionen durch Pilze** ausgeschlossen werden. Da es auch immer möglich ist, daß sich auf einer bestehenden Hand-Schuppenflechte ein Pilz ansiedelt, vor allem bei unsachgemäßer Behandlung der Schuppenflechte, sollte der Arzt zum sicheren Ausschluß Pilzkulturen auf besonderem Nährboden anlegen. In der Leiste, im Geschlechts- und Afterbereich können ebenfalls Infektionen durch Pilze – hier sind es besonders Hefepilze – die Diagnose erschweren. Besondere Schwierigkeiten können **Ausschläge durch Unverträglichkeiten auf Medikamente** bereiten, z. B. auf Betablocker (zur Herz- und Blutdruckbehandlung), auf Gold zur Behandlung von Gelenkerkrankungen sowie auf Lithium zur Behandlung von Depressionen. Falls es einmal zu solchen Ausschlägen kommt, können diese einer Schuppenflechte ähneln.

Es gibt aber auch Menschen, die auf einen starken Medikamentenreiz mit einer Verschlimmerung ihrer Schuppenflechte reagieren oder bei denen erstmals eine bestehende Anlage zur Schuppenflechte in Erscheinung tritt. Gerade letzteres kann im Rahmen eines Arzneimittelausschlages auf die unterschiedlichsten Medikamente eintreten. Nach Absetzen der Medikamente (nur mit Absprache des behandelnden Arztes) bilden sich die Hauterscheinungen im allgemeinen wieder zurück.

Haargebundene Schuppenflechte (Psoriasis follicularis)

Hier entwickeln sich am oberen Ende der Haaraustrittsstellen etwa hirsekorngroße Rötungen mit relativ geringer Schuppenbildung (das

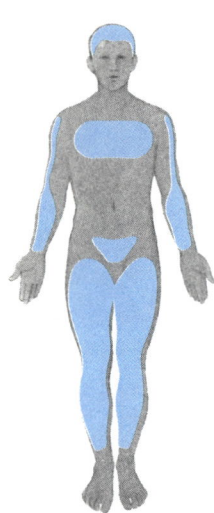

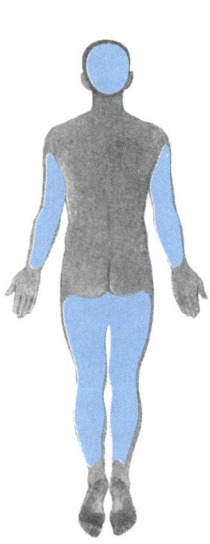

Haargebundene Schuppenflechte

Haar ist von einer Schuppenkrause umgeben). Diese Herde kommen besonders an der männlichen Brustpartie, am Unterbauch und an den Beinen, Armen sowie auf dem behaarten Kopf vor. Diese Schuppenflechteform tritt nach Infektionen im Hals-Nasen-Ohren-Bereich (vor allem durch Streptokokken hervorgerufen) auf, vor allem bei jüngeren Erwachsenen oder auch Kindern. Mit einem dauerhaften Haarausfall an den betroffenen Stellen ist nicht zu rechnen.

■ Punktförmige Schuppenflechte (Psoriasis punctata)

Hier handelt es sich um etwa stecknadelkopfgroße rötliche, zunächst fleckige, dann kleinknotige Erscheinungen, die in der Folge zu größeren, zusammenhängenden, schuppenden Partien zusammenfließen können. Einzelstehende Hautveränderungen fassen sich wie ein Reibeisen an. Meist werden die anfänglich sehr kleinen Einzelherde in der Folge größer und nehmen mehr die Form eines Tropfens an.

■ Tropfenförmige Schuppenflechte (Psoriasis guttata)

Bei dieser Form kommt es zur Ausbildung etwa linsengroßer, wie Tropfen aussehender Herde. Sie erscheinen häufig nach Infektionserkrankungen wie z. B. Mandelentzündung und Kieferhöhlenentzündung, oder auch nach einer Virusinfektion. Das Erscheinungsbild

breitet sich in nur wenigen Tagen fast über den ganzen Körper aus und wird zum Teil von Juckreiz begleitet. Wir sprechen hier auch von „ausschlagartigen Bildern".

■ Münzenförmige Schuppenflechte (Psoriasis nummularis)

Nehmen die tropfenförmigen Herde weiter an Größe zu, entwickeln sich gerne gleichförmige, wie Münzen aussehende Stellen.

Diese geldstückgroßen Schuppenflechteherde sind scharf begrenzt, scheibenförmig und erscheinen in lockerer Aussaat auf der Haut. Gelegentlich können die Einzelherde zu flächigen Arealen zusammenfließen.

Besonders betroffen sind Oberkörper, Gesäß, Oberschenkel, Hüften, Ellbogen und Knie.

■ Kreisförmige Schuppenflechte (Psoriasis gyrata)

Durch Zusammenfließen von Schuppenflechteherden kommt es zu kreis- bis halbkreisförmigen Erscheinungen. Diese können günstigenfalls spontan abheilen, sich aber auch weiter in gesundes Hautgebiet ausdehnen oder beim Erreichen bereits bestehender Schuppenflechteherde zu einer Verstärkung der Symptome führen.

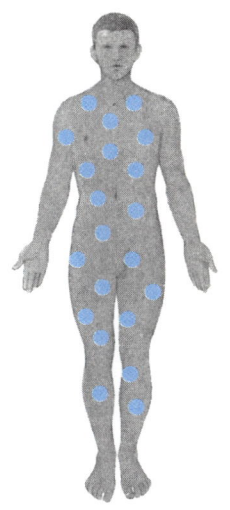

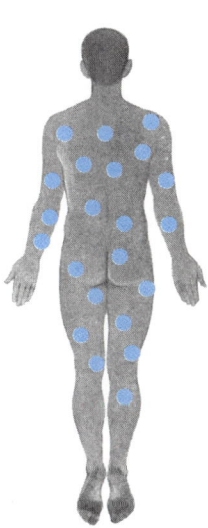

Münzenförmige Schuppenflechte

Geographische Schuppenflechte (Psoriasis geographica)

Hier kommt es bei einzelnen Rundherden – meist münzförmiger Schuppenflechte –, aber auch bei anderen Erscheinungsformen durch Ausdehnung und Zusammenfließen zur Bildung von flächenhaften Herden mit unregelmäßiger Begrenzung, die einer Landkarte mit Erdteilen ähneln. Die Schuppenauflagerungen sind sehr ausgeprägt und glänzen fein silbrig. Bestehen diese Schuppenflechteherde über eine längere Zeit, so bilden sich stark verdickte (inveterierte) Herde, es kommt zu borken- oder austernschaleartigen Schuppenauflagerungen. Zusätzlich kann es durch eine Abheilung im Zentrum des Schuppenflechteherdes durch Weiterwachstum der Randbezirke zu recht bizarren Bildern kommen. So gibt es durch ausgeprägte zentrale Abheilung Ringformen und bei einem weiteren Übergreifen auf gesunde Hautflächen bogig geschlängelte Ausläufer.

Besondere Körperregionen

Sehr häufig wird das Erscheinungsbild der Schuppenflechte von den jeweils befallenen Körperpartien geprägt. Wir müssen zum Verständnis wissen, daß die Haut nicht überall gleich verhornt und auch unterschiedlich starken Belastungen ausgesetzt ist. Dementsprechend unterschiedlich fallen die Erscheinungsbilder der Schuppenflechte aus.

Behaarter Kopf

Ein Befall des behaarten Kopfes ist nicht selten, manchmal bleibt das die einzig befallene Körperpartie. Typisch sind scharf abgesetzte Rötungen mit mehr oder weniger starken Schuppenauflagerungen. Bei starkem Talgfluß (fettigen Haaren) sind die Schuppen mehr gelblich fettig. Besonders typisch sind Schuppenflechteherde an den Stirnhaar- und Nackenhaargrenzen sowie an den Schläfenpartien mit Ausbildung einer oft bandartigen, weniger schuppenden Rötung auf Hals und Gesicht. Verständlicherweise sind solche Erscheinungen besonders störend. Sie bilden sich allerdings unter Therapie – manchmal auch spontan – gut zurück, ohne Narben zu hinterlassen.

Der behaarte Kopf kann auch insgesamt von silbrig glänzenden Schuppen bedeckt sein. Bei Befall des behaarten Kopfes mit sehr dicken, festhaftenden Schuppenauflagerungen kann es vereinzelt zu Haarverlusten kommen, die allerdings nach Ablösung der Schuppen und Normalisierung des Hautbefundes meist wieder nachwachsen. Es sind die dicken Schuppen, die das Haar quasi abdrücken. Die Haarwurzel bleibt erhalten.

Im Rahmen einer Ganzkörperrötung (psoriatische Erythrodermie) kann es zu einem ausgeprägten Haarverlust kommen, da sich die begleitende Stoffwechselstörung direkt auf die Haarwurzeln auswirkt. Aber auch hier kommt es nach dem Abklingen des Krankheitsschubes meist bald wieder zum Nachwachsen der Haare.

Gehörgänge

Besonders im Zusammenhang mit Schuppenflechteherden auf dem Kopf finden sich häufig gerötete, mäßig schuppende Veränderungen im Bereich der inneren Ohrmuschel und des äußeren Gehörganges. Die Hautveränderungen ähneln zum Teil sehr einem Ekzem und werden dann häufig verkannt, vor allem, wenn begleitend ein Juckreiz auftritt. Werden die befallenen Ohrpartien aufgekratzt, können Infektionen durch Bakterien und Pilze zu Komplikationen führen. Ein häufiges, vermeintlich erforderliches Säubern des Gehörganges mit Wattestäbchen kann den Gehörgang mit Schuppen und Ohrenschmalz verstopfen und so eine Hörminderung hervorrufen. Wattestäbchen sind also überflüssig!

Meist befinden sich auch hinter den Ohren mehr entzündlich erscheinende, gerötete, juckende Herde. Bei Brillenträgern können solche Veränderungen aber auch durch scheuernde Brillenbügel verursacht werden.

Gesicht und Lippen

Ein Befall des Gesichtes kommt ziemlich selten vor. Vor allem durch lichtbedingte Reizung (Sonnenbrand) kann es zu ausgeprägten Rötungen mit einer meist geringen Schuppung kommen. Betroffen sind meist der Haaransatz sowie der mittlere Gesichtsanteil.

Sehr selten bilden sich bei der Schuppenflechte auf den Lippen weißliche Herde. Mit einem Schleimhautbefall ist in der Regel nicht zu rechnen.

Bei ausgeprägter pustelförmiger Schuppenflechte ist ein Mitbefall der Lippen keine Seltenheit. Gelegentlich können wir auch weißlichgraue, eher bogige Erscheinungen auf Zunge und Wangenschleimhaut beobachten, die dem Patienten eventuell Beschwerden bei der Nahrungsaufnahme bereiten.

Handinnenflächen und Fußsohlen

Hier kommt es zu meist scharf begrenzten, leicht geröteten Herden. Die Rötungen erstrecken sich häufig auf die seitlichen Hand- und Fußpartien und sind wie ein Band gegen die gesunde Haut abgesetzt. Die Schuppenbildung ist meist ausgeprägt. Ein besonderes Problem kann die zum Teil mächtige, eher gelbliche Schuppenbildung bei mechanischer Beanspruchung bedeuten. Die sehr fest haftenden, meist millimeterdicken unelastischen Auflagerungen neigen zu Einrissen mit schmerzhafter Bewegungseinschränkung.

Bei relativ gering ausgeprägten Herden muß der Arzt immer einen Pilzbefall ausschließen sowie grundsätzlich auch an ein Kontaktekzem denken.

Genitale

Das Genitale wird selten befallen. Auch hier gilt für alle Betroffenen, daß es sich um keine ansteckende Erkrankung handelt. Beim Geschlechtsverkehr kann also keine Übertragung der Schuppenflechte stattfinden.

Abgesehen von möglichen schmerzhaften Erscheinungen am Genitale,

Das Säubern des Gehörganges mit Wattestäbchen ist eher schädlich als nützlich

die beim Geschlechtsverkehr zusätzlich gereizt werden können, bestehen keine Einschränkungen im Hinblick auf alle zwischenmenschlichen Beziehungen.

Besonders auf der Eichel und am inneren Vorhautblatt sowie auf den inneren Schamlippen treten rote Einzelherde auf, die eine nur wenig ausgeprägte Schuppenbildung zeigen. Die Oberfläche dieser Herde zeigt oft eine feine Fältelung. Nicht selten werden solche Erscheinungen übersehen, gelegentlich können auch diagnostische Fehlschlüsse gezogen werden.

Hautfalten

Es ist leicht zu verstehen, daß sich an allen Körperregionen, bei denen Haut auf Haut zu liegen kommt (Achseln, Brustauflagepartien, Bauchnabel, Leiste und insbesondere Gesäßfalte), durch Scheuerwirkung, Feuchtigkeitsstau und Wärmebildung Schuppenflechteherde bilden können. Aus den vorherigen Kapiteln wissen wir ja, daß die Schuppenflechte durch mechanische Reize verstärkt werden kann. Durch Feuchtigkeit und Reibevorgänge werden die Schuppen meist rasch abgelöst, so daß eine scharf begrenzte, meist flammende, etwas erhabene Rötung zu sehen ist. Häufig spüren Betroffene ein unangenehmes Brennen oder einen deutlichen Juckreiz. Die Verwechslungsmöglichkeiten mit anderen Hautkrankheiten sind gegeben, und manchmal vergehen Jahre, bis die richtige Diagnose gestellt wird. Vor allem zwischen den Gesäßbacken auftretende Schuppenflechteherde

Bestehen die Schuppenflechteherde nur in den Hautfalten, spricht der Arzt von einem „inversen" Typ (Psoriasis inversa)

ähneln häufig eher einem Ekzem oder lassen an eine Hefepilzbesiedelung denken. Daher können wir nur immer wieder raten, frühzeitig einen Arzt (am besten einen Hautarzt) aufzusuchen, der sich mit diesen Krankheitsbildern auskennt und rasch die richtigen Maßnahmen ergreift.

Kreuzbeinregion

An dieser stark durch längeres Sitzen druckbelasteten Körperpartie kommt es wie an Ellbogen und Knien zur Ausbildung chronisch bestehender, flächenhafter Schuppenflechteherde mit einer meist sehr starken Schuppenauflagerung. Die darunterliegende Haut ist eher bläulichrot und lederartig verdickt.

Nagelveränderungen

Bei gut 50% der Patienten mit Schuppenflechte findet der Arzt Nagelveränderungen, wobei der Prozentsatz bei einer der Schuppenflechte zuzuordnenden Gelenkerkrankung noch höher ausfällt.

An Nagelveränderungen sind vor allen Dingen Tüpfel- und Ölfleckbildungen bekannt.

Beim **Tüpfelnagel**, der häufiger an den Finger- als an den Zehennägeln auftritt, können wir Einsenkungen in der Nagelplatte erkennen, die wie die Oberfläche eines Fingerhutes aussehen. Die Ursache der Tüpfelbildung liegt in einem punktuellen Befall der Nagelbildungsstelle an dem hinteren Nagelfalz. Hier kommt es zu Verhornungsstörungen mit Bildung minderwertiger Hornsubstanz, die nach dem Vorwachsen aus dem Nagel herausgelöst wird.

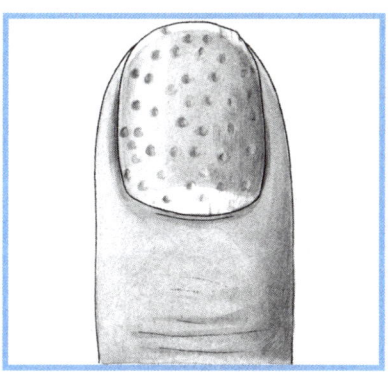

Tüpfelnagel

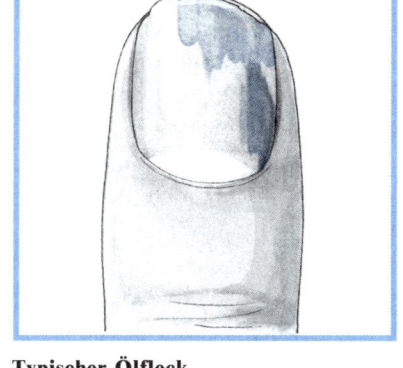

Typischer Ölfleck

In der Folge kommt es dann zur Grübchenausbildung auf der Nagelplatte mit dem erwähnten Fingerhutmuster.

Allerdings kann es auch bei anderen Erkrankungen, wie z. B. Ekzemreaktionen oder infektionsbedingten Erkrankungen an der Nagelbildungsstelle zu ähnlichen Veränderungen kommen.

Ist die Nagelbildungszone schwer geschädigt, sind Streifen, Wellen und Einbuchtungen auf der gesamten Nagelplatte möglich.

Ölflecke sind das Resultat von kleinen Schuppenflechteherden auf dem Nagelbett, also unter der Nagelplatte. In gleicher Weise wie auf der übrigen Haut kann es auch hier zu Entzündungen kommen. Die Ölflecke entstehen besonders am Rand und am vorderen Ende der Nagelplatte. Hier zeigen sich zunächst rötliche Veränderungen mit Einwanderung von Entzündungszellen in das Nagelbett mit nachfolgender unvollständiger, aber für die Schuppenflechte typischer, überschießender Verhornung. Diese verstärkte Verhornung führt zu einem Abhe-

ben der Nagelplatte mit zumeist auffälliger, gelblich bis rötlichbrauner Verfärbung.

Gelegentlich finden wir auch mehr längsgerichtete, streifige, rötlichbräunliche Verfärbungen, die aus Splitterblutungen hervorgehen. Das hört sich zwar bedrohlich an, ist es aber nicht. Splitterblutungen sind als harmlose, nur gelegentlich auftretende Begleitreaktionen bei der Nagelbildung zu werten.

Bei stärkerer Verhornungstendenz und gleichzeitiger Mitbeteiligung der Nagelbildungsstätte kann es allerdings zu einer mächtigen Verdickung und zu teilweiser Ablösung der Nagelplatte kommen. Der verdickte gelbliche Nagel ist von minderwertiger Struktur und zerbröckelt leicht, was man als **„Krümelnägel"** bezeichnet. Zusätzlich ist es immer sinnvoll, bei derart veränderten Nägeln eine Pilzbesiedelung auszuschließen.

Bei sehr schweren Verlaufsformen der Schuppenflechte mit Befall nahezu der gesamten Haut, vor allem der Fingerrückseiten, kann es auch zur **Nagelfalz-Schuppenflechte** mit

Gelbliche bis rötlich-bräunliche Streifen in Längsrichtung unter dem Nagel sind harmlose Begleiterscheinungen der gestörten Nagelbildung

entzündlich gerötetem, wallförmig aufgeworfenem Nagelfalz kommen. Das Nagelhäutchen fehlt meist. Starke Entzündungen können auch die Nagelbildung beeinflussen und die Nageloberfläche wulstig oder geriffelt gestalten. Nicht selten finden wir bei einer derartigen Nagelfalz-Schuppenflechte eine zusätzliche Besiedelung mit Bakterien oder Pilzen, die dann schmerzhafte Nagelbettentzündungen hervorrufen. Die reinen Schuppenflechteherde schmerzen nicht, wie wir ja bereits wissen.

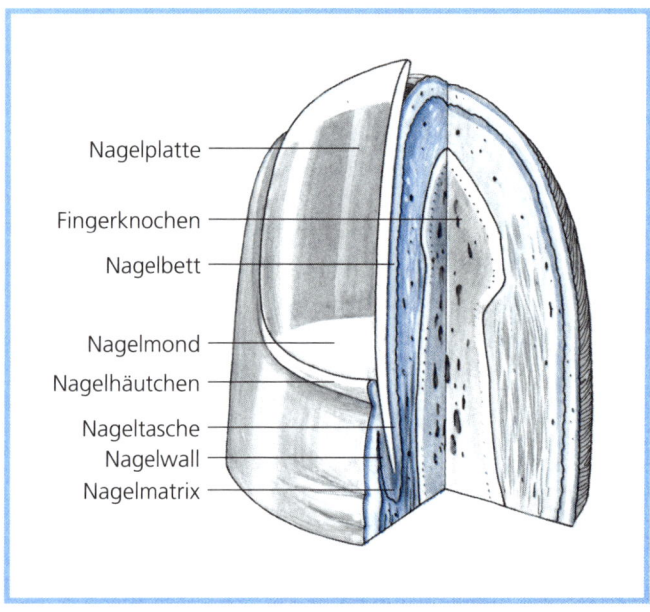

Nagelplatte

Fingerknochen

Nagelbett

Nagelmond

Nagelhäutchen

Nageltasche

Nagelwall

Nagelmatrix

Querschnitt durch eine gesunde Fingerkuppe

PUSTELFÖRMIGE SCHUPPENFLECHTE

Diese Erscheinungsform der Schuppenflechte ist durch Bläschenbildung geprägt. Die Bläschen sind 2–5 mm groß und mit gelblicher Flüssigkeit gefüllt. Der gelbe Farbton entsteht durch eingewanderte weiße Blutkörperchen. Diese Eiterbläschen bezeichnet der Arzt als Pusteln. Da in den Pusteln weder Bakterien noch Pilze oder Viren enthalten sind, sprechen wir von sterilen Pusteln, d. h. sie sind nicht ansteckend. Wir unterscheiden im wesentlichen zwei Krankheitsbilder:

■ Hohlhand- und Fußsohlenbefall

(Psoriasis pustulosa palmoplantaris Typ Königsbeck-Barber)
Dieses Erscheinungsbild wird als eigenständige besondere Schuppenflechteform bewertet und nach den Ärzten benannt, die diese Form als erste beschrieben und bezeichnet haben. Gelegentlich können an anderen Körperstellen wie z. B. Ellbogen oder Knien gleichzeitig typische Herde der gewöhnlichen Schuppenflechte mit Rötung und fester Schuppung bestehen.
In den meisten Fällen der pustelförmigen Schuppenflechte an Händen und Füßen ist keine familiäre Beziehung ersichtlich, auch bestehen keine Zusammenhänge mit dem HLA-System (siehe Seite 27). Wir wissen also bis heute nicht, welche Ursachen hinter diesem Krankheitsbild stehen.

Der Beginn der Krankheit setzt meist plötzlich ein. Gelegentlich angeschuldigte Infektionsherde im Körper (besonders eitrige Mandelentzündungen) haben nach ihrer Behandlung meist nicht zur Abheilung der Schuppenflechte geführt.
Die an der Haut sichtbaren Veränderungen werden von dunkelroten, leicht schuppig belegten Arealen bestimmt. Innerhalb dieser Herde können wir eine größere Anzahl 2–5 mm großer, zunächst hellgelber, in der Folge gelblichbrauner bis dunkelbrauner Pusteln erkennen. Gewöhnlich lassen sich Pusteln verschiedener Stadien nebeneinander finden. Diese Pusteln trocknen schließlich ein und blättern ab. Begleitet ist der Krankheitsprozeß mehr von einem Brennen als von Juckreiz. Befallen sind, wie bereits gesagt, meist beide Handflächen und hier besonders die Handballen. An den Füßen sind meist auch beide Fußgewölbe betroffen.
Für diese Erkrankung typische Blutveränderungen oder Begleitkrankheiten sind nicht bekannt. Das Krankheitsbild ist bei Kindern sehr selten und betrifft meist ältere Erwachsene, wobei der Frauenanteil leicht überwiegt. Die Verläufe sind meist langwierig und unberechenbar. Abheilungen sind meist leider nur vorübergehend.

■ Ganzhautbefall

(Psoriasis pustulosa generalisata Typ von Zumbusch)
Ein Gesamthautbefall mit Pusteln stellt das extreme Erscheinungsbild der Schuppenflechte dar.

Hände und Füße können gemeinsam oder auch unabhängig voneinander betroffen sein

Da sich die pustulöse Schuppenflechte aus einer normalen Form entwickeln bzw. in diese umwandeln kann, ist der Bezug zur gewöhnlichen Schuppenflechte deutlich gegeben. Als Ursachen für die Entwicklung einer Pustelform können wir manchmal eine zu aggressive, individuell unverträgliche Behandlung einer normalen Schuppenflechte verantwortlich machen. Besonders nach Beendigung einer Kortisoneinnahme zur Behandlung einer einfachen Schuppenflechte wurde die Entwicklung einer Pustelform berichtet.

Weitere Reizfaktoren stellen Infektionen, übermäßige Sonnenbestrahlung und Medikamente dar.

Zwei Verlaufsformen dieser pustelförmigen Schuppenflechte mit Ganzkörperbefall sind den Ärzten bekannt. So kann eine typische Psoriasis, die im frühen Erwachsenenalter begann, nach Jahren in eine Pustelform übergehen. Im späteren Leben sind es vor allem untypische Körperareale wie Gelenkbeugen oder Finger, auf denen sich eine pustulöse Schuppenflechte ausbildet. Dabei stellen wir immer wieder fest, daß die Haut zunächst trockener und empfindlicher wird.

Unter plötzlicher Fieberentwicklung mit Krankheitsgefühl entstehen dann Pusteln auf bereits bestehenden, normal schuppenden Psoriasisherden oder auf zunächst flächig geröteten Hautpartien über den ganzen Körper verstreut, auch an sonst eher wenig bevorzugten Hautstellen wie Beugen und Genitalbereich. Wir finden dann einzelstehende, zusammenfließende, zu bizarren Figuren ausgebildete Pustelformationen auf gerötetem Grund. Die Pusteln trocknen ab und stoßen sich als sogenannte Schuppenkrusten ab, meist folgt rasch ein neuer Schub. Bei Hand- und Fußbefall verdicken sich die Nägel, weil die Fingerendglieder mitbetroffen sind. Unter der Nagelplatte bilden sich gelbliche Eiterblasen, die den Nagel teilweise ablösen. Häufig kommt es auch zum Mitbefall von Wangenschleimhaut und Zunge, was bei der gewöhnlichen Schuppenflechte nie vorkommt.

In 30% der Fälle entwickeln sich leider zusätzlich entzündliche Gelenkveränderungen. Komplikationen wie Nieren- und Leberfunktionsstörungen kommen oft dazu, weil der gesamte Organismus in Mitleidenschaft gezogen wird.

Die Zeichen der schweren Hautentzündung lassen sich anhand der erhöhten Blutkörperchen-Senkungsgeschwindigkeit und der erhöhten Anzahl von weißen Blutkörperchen nachweisen. Weiterhin kommen eine Erniedrigung des Bluteiweißspiegels und des Blutkalziums vor.

GANZKÖRPERBEFALL MIT SCHUPPENFLECHTE

(Psoriatische Erythrodermie)
Als die schwerste Komplikation der Schuppenflechte kennen wir einen durchgehenden Befall des gesamten Hautorganes mit Schuppenflechteherden, was bei etwa 2 % der Psoriatiker vorkommt.

Im Gegensatz zur gewöhnlichen Schuppenflechte stehen bei diesem Krankheitsbild flächige Rötung und Verdickung der Haut im Vordergrund. Die unterschiedlich stark ausgebildete Schuppung haftet meist nicht auf der Haut wie bei gewöhnlichen Schuppen, sondern schilfert rasch ab, um von neuen Schuppen ersetzt zu werden. Die täglich anfallende Schuppenmenge ist enorm und der Grund für den starken Eiweißverlust sowie die bereits besprochenen Störungen in der Bluteiweiß-Zusammensetzung. Blutkörperchen-Senkungsgeschwindigkeit und weiße Blutkörperchen zeigen meist stark erhöhte Werte. Sehr häufig kommt es durch die Entzündungsvorgänge zur Lymphknotenvergrößerung.

Nicht selten entwickeln die Patienten Fieber und deutliches Krankheitsgefühl. Sehr häufig ist auch ein ausgeprägter Juckreiz vorhanden. Bei längerem Bestand dieser generellen Hautrötung kommt es zur Beeinträchtigung der Temperaturregulation, des Blutfließverhaltens, der Aufnahmevorgänge im Verdauungstrakt sowie zu Störungen des Eiweiß- und Flüssigkeitsstoffwechsels. Dies alles kann in der Folge zu lebensbedrohlichen Zuständen führen.

Die Entwicklung einer erythrodermischen Psoriasis geschieht grundsätzlich auf zwei Wegen:

1. im Rahmen einer laufenden Vergrößerung der einzelnen Schuppenflechteherde, die zusammenfließend große Hautareale bedecken und die gesamte Haut überziehen.

2. meist aufgrund einer sehr starken Hautreizung, häufig durch eine zu aggressive Therapie, die zu einer überschießenden Reaktion im Sinne des „isomorphen" Reizeffektes führen kann.

Weiterhin ist uns aus früheren Zeiten bekannt, daß nach Einnahme von Kortison zunächst eine rasche Rückbildung der Schuppenflechteherde eintritt. Nach Absetzen des Medikamentes kommt es meist sehr schnell zur Entwicklung eines neuen Schubes bis hin zum Befall der gesamten Körperoberfläche.

Als zusätzliche Komplikation sehen wir bei diesem das gesamte Hautorgan betreffenden Krankheitsbild oft Entzündungsvorgänge an den Haarfollikeln mit nachfolgend auftretendem Haarausfall. Allerdings führt dies nur in den seltensten Fällen zu einer Glatzenbildung. Unsere Erfahrung hat gezeigt, daß die Haare wieder nachwachsen, wenn sich das Krankheitsbild beruhigt hat.

Zwei verschiedene Entwicklungswege können zu einem Ganzkörperbefall führen

GELENKBEFALL BEI PSORIASIS

(Psoriasis arthropathica)

Bei mindestens 5% der Patienten mit Schuppenflechte müssen wir leider mit einer mehr oder weniger ausgeprägten Gelenkbeteiligung rechnen, die je nach Symptomatik in verschiedene Typen eingeteilt werden kann:

■ Endständiger Typ

Diese Form ist bei ca. 30% der Patienten (bei Männern häufiger als bei Frauen) zu finden.

Hier kommt es vor allem an den Finger- und Zehengelenken aufgrund von Entzündungen zu schmerzhaften Schwellungen im gelenkumgebenden Gewebe mit Bewegungseinschränkung. Der Befall kann unterschiedlich stark ausgeprägt sein, von nur einem Gelenk eines Fingers bis hin zu allen Gelenken aller Finger und aller Zehen. Die betroffenen Patienten berichten meist von einer Morgensteife der Gelenke. Nach Durchführung von Bewegungsübungen ist rasch eine befriedigende Beweglichkeit zu erzielen.

Sehr häufig bestehen zusätzlich schuppenflechtebedingte Nagelveränderungen.

■ Deformierender Typ

Hier können sowohl die kleinen als auch die größeren Gelenke einschließlich Wirbelsäule und Becken befallen werden. Im Röntgenbild erkennt man Knochenabbauvorgänge von der Auflösung von Knochensubstanz, besonders an den kleinen Röhrenknochen, bis hin zum Umbau. In sehr fortgeschrittenen Stadien sind die ursprünglichen Gelenkformen nicht mehr erkennbar. Die früheren Bewegungsabläufe sind hochgradig behindert bzw. nicht mehr durchführbar. Dieser Typ findet sich häufiger bei schweren Psoriasis-Verlaufsformen wie Pusteltyp oder auch Erythrodermie; er wird durch Inaktivität und eine Schonhaltung der Gelenke verschlimmert.

■ Primär chronischer Polyarthritis-Typ

Bei diesem Typ finden wir ähnliche Veränderungen wie bei einem nicht mit der Schuppenflechte verwandten Krankheitsbild, der primär chronischen Polyarthritis (Gelenkentzündung). Zum Teil sind die Gelenkveränderungen kaum voneinander unterscheidbar.

In erster Linie sind die Wirbelkörper betroffen (Spondylarthritis-Typ). Das Krankheitsgeschehen konzentriert sich auf die Wirbelgelenke, oft ist die gesamte Wirbelsäule betroffen. Es kommt dabei zu schmerzhaften Verkrümmungen mit Ausbildung von wirbelkörperübergreifenden Knochenspangen und Verwachsungen. Der Erkrankungsbeginn ist meist einseitig und führt zur isolierten Gelenkzerstörung.

Häufig sind – im Gegensatz zur primär chronischen Polyarthritis – auch die Becken- und Kreuzbeingelenke befallen.

Im Röntgenbild lassen sich verschmälerte Gelenkspalten, Knochenauflockerungen, knöcherner Umbau und Abbauprozesse darstellen, dazu gelegentlich eine zur Verknöcherung neigende Knochenhaut sowie Sehnenentzündungen. In nicht zu fortgeschrittenen Stadien können Stillstand und sogar eine Verbesserung des Zustandes eintreten, wenn entsprechende Maßnahmen ergriffen werden. Eine Rückbildung der Gelenkveränderungen ist leider äußerst selten.

Die Gelenkveränderungen können gleichzeitig mit den Hautveränderungen auftreten, in vielen Fällen sind sie aber als Vorläufer von Hauterscheinungen bekannt. Die Gelenkveränderungen alleine werden zunächst eher selten einer Schuppenflechte zugeordnet, sondern als „Rheumatismus" bezeichnet.

Da bei über 2/3 der Patienten mit Gelenkbeteiligung eine typische Veränderung der Nägel (Tüpfelung oder Ölfleckausbildung) parallel läuft, kann ein Nagelbefall auch ohne sonstige Hautzeichen die richtige Diagnose erbringen.

Der Gesamtorganismus ist also glücklicherweise nicht in Mitleidenschaft gezogen.

Die Schmerzhaftigkeit der Gelenkbeteiligung ist unterschiedlich ausgeprägt, sie kann von leichteren Beschwerdebildern bis hin zu sehr starken Attacken oder Dauerschmerz führen.

> **Für eine der Schuppenflechte nahestehende Gelenkveränderung sprechen:**
> - **das Fehlen von Rheumafaktoren**
> - **das Fehlen von Blutarmut**
> - **das Fehlen von Rheumaknoten**
> - **das Fehlen einer beschleunigten Blutkörperchensenkung (BKS)**

PSORIASIS UND BEGLEITERKRANKUNGEN

mmer wieder wird diskutiert, ob es typische Begleiterkrankungen im Zusammenhang mit einer Schuppenflechte gibt, oder ob es sich nur um Folgeerscheinungen der Psoriasis handelt.

PSORIASIS UND STOFFWECHSEL-KRANKHEITEN

Unter besonderem Verdacht stehen Stoffwechselerkrankungen wie die Zuckerkrankheit, Gicht (Harnsäure-erhöhung) und Blutfetterhöhung. Im wesentlichen konnten aber bisher keine wissenschaftlich gesicherten Zusammenhänge zwischen der Schuppenflechte und den genannten Stoffwechselstörungen festgestellt werden.

PSORIASIS UND PSYCHE

Patienten geben immer wieder an, daß als auslösende Faktoren für den Ausbruch einer Psoriasis bzw. deren Verschlimmerung nervlicher Streß und seelische Ausnahmesituationen verantwortlich seien. Im Rahmen eingehender Untersuchungen haben wir öfter solche Zusammenhänge feststellen können.

Die Psoriasis aber ursächlich als nervlich bedingte Erkrankung darzustellen, wie gelegentlich zu hören ist, überschreitet alle bis jetzt vorliegenden Untersuchungsergebnisse und ist sicher nicht haltbar.

Im Rahmen nervlicher Streßsituationen ist es denkbar, daß durch Nervenerregung eine vermehrte Ausschüttung von sogenannten Streßhormonen (z.B. Adrenalin) und Überträgersubstanzen aus Nervenendigungen zu einer Störung des Immunsystems führt, wodurch immunologische Prozesse gegen den eigenen Körper in Gang kommen, die ihrerseits zu einer Entzündungsreaktion führen können. Untersuchungen haben erbracht, daß Psoriasispatienten im Vergleich zu hautgesunden Menschen stärker auf vegetative und hormonelle Reize reagieren.

Wie Sie bereits wissen, spielt die Entzündung bei der Psoriasis eine sehr große Rolle, darauf weist die anfangs starke Rötung der Haut hin, die allerdings in der Folge meist von Schuppenlagen überdeckt wird.

So wie beim Psoriatiker mechanische Belastungen manchmal Krankheitsherde auslösen, können nervliche Streßsituationen gleichfalls als Reiz bei einer bestehenden Reaktionsbereitschaft gesehen werden und Psoriasiserscheinungen auslösen. Ausschlaggebend könnte hier eine Störung des Gleichgewichtes zwischen helfenden und bremsenden Immunzellen oder auch nur eine Einschränkung der Aktivität dieser Zellsysteme durch hormonelle Einflüsse sein. In diesem Zusammenhang sind die Mitteilungen sehr interessant, nach denen im Rahmen neuerer Therapieansätze immunologisch wirksame Medikamente (Cyclosporin A) in der Lage sind, Schuppenflechteherde unterschiedlichster Ausbildung rasch zur Abheilung zu bringen (siehe Seite 59). Nach den vorliegenden Untersuchungen und unseren eigenen Erfahrungen scheinen Patienten mit Psoriasis keine neurotische Veranlagung zu haben. Allerdings besteht die Tendenz, als Reaktion auf unerfreuliche Ereignisse, die fehlverarbeitet und innerlich aufgestaut werden, depressive Stimmungslagen zu entwickeln. Diese können bis zu ausgeprägten Depressionen führen. Es ist nur allzu verständlich, daß jede über längere Zeit bestehende Hauterkrankung, die vor allem auch einschbare Körperpartien befällt, zur ständigen seelischen Belastung wird. Bei der geringsten Andeutung seitens der Umwelt, daß die Erkrankung ansteckend und ekelerregend sei, oder daß ein unhygienisches Verhalten dafür verantwortlich sei, reagieren die Betroffenen dann oft ausgesprochen aggressiv. Die daraus resultierende Verärgerung und Ablehnung bei Freunden und in der Familie mindert das Selbstvertrauen und führt letztlich zu Mutlosigkeit und Resignation. Das Ergebnis ist schließlich die soziale Ausgrenzung, insbesondere auch dann, wenn im Berufsleben von den Mitarbeitern laufend Konfliktsituationen geschaffen werden, die schließlich zur dauerhaften Einschränkung der Leistungsfähigkeit am Arbeitsplatz führen.

Im psychologischen Gespräch versuchen wir vorsichtig, die seelischen Konfliktsituationen offenzulegen, damit wir ihnen begegnen bzw. Hilfestellung bei der Bewältigung leisten können.

Der Arzt muß dem Psoriatiker einen sicheren Umgang mit seiner Krankheit vermitteln können, so daß er eine wohlgemeinte Nachfrage von Freunden und Mitarbeitern nach dem Gesundheitszustand nicht als Provokation bewertet, sondern sachlich und offen eine klare Auskunft geben kann.

Der Arzt muß sich für dieses sicher nicht leichte Unterfangen bei jedem Patienten viel Zeit nehmen. Damit steht und fällt die Voraussetzung für eine vertrauensvolle Zusammenarbeit zwischen Arzt und Patient.

Sehr gute Erfolge haben wir vor allem durch psychologische Gruppengespräche erzielt, wie sie im Rahmen einer intensiven stationären Therapie durchgeführt werden. Bewährt haben sich auch Streßbewältigungs- und Entspannungstechniken, die die Psoriatiker alleine zu Hause anwenden können. Hier sind vor allem das autogene Training und Techniken der Autosuggestion zu nennen.

Der Arzt muß dem Psoriatiker einen sicheren Umgang mit seiner Krankheit vermitteln können

PSORIASIS UND SCHWANGERSCHAFT

Wir haben bereits darauf hingewiesen, daß die Veranlagung für die Schuppenflechte vererbt wird, es handelt sich also um eine Erbkrankheit. Man muß aber berücksichtigen, daß der Verlauf von Mensch zu Mensch sehr unterschiedlich ist, und daß der Schweregrad der Erkrankung bei den Eltern keine Aussage über die zu erwartende Schwere des Krankheitsbildes bei den Kindern erlaubt.

Sind beide Elternteile Träger genetischer Risikofaktoren, so steigt allerdings die Wahrscheinlichkeit, daß das Kind eine Psoriasis entwickeln wird, auf 60–70 % an.

Die Schuppenflechte ist aber auf keinen Fall eine Erkrankung, wegen der von einer Schwangerschaft abzuraten wäre, und sie ist auch keine Erkrankung, bei der nur unter bestimmten Bedingungen eine Schwangerschaft eintreten sollte. Wie schon mehrmals beschrieben, können oft mehrere Generationen gar nicht oder nur in einer kaum bemerkbaren Form davon betroffen sein, der Verlauf ist in jedem Einzelfall nicht vorhersehbar.

Im folgenden Abschnitt beantworten wir die Fragen, die uns Patienten und Eltern in der Praxis am häufigsten stellen, und die bei der Planung einer Schwangerschaft auf jeden Fall berücksichtigt werden sollten.

Bei der Mutter stellen sich während der Schwangerschaft deutliche Veränderungen im Hormonhaushalt ein, und man weiß, daß hormonelle Faktoren bei der Schuppenflechte eine Rolle spielen. Es läßt sich allerdings keine allgemein verbindliche Regel finden, die erklären könnte, warum in einem Fall während der Pubertät oder der Schwangerschaft eine Besserung, in einem anderen Fall dagegen eine Verschlechterung auftritt.

Die Erscheinungsformen sind von Person zu Person so unterschiedlich, daß es unmöglich ist, den Verlauf vorherzusehen. Es ist auch nicht gesagt, daß sich beispielsweise eine Besserung während der ersten Schwangerschaft bei einer zweiten in der gleichen Form wiederholen wird. Man geht davon aus, daß hier noch eine Reihe weiterer Einflußfaktoren eine Rolle spielen, wie z. B. Alter, psychische Verfassung, soziale Umstände und vieles mehr. Mit der stetig wachsenden Zahl von Behandlungsmöglichkeiten wird es immer leichter, während der Schwangerschaft auf einige Methoden zu verzichten, die das Kind möglicherweise belasten könnten. Nach einer Umstellung der bisherigen Behandlung kann eventuell eine Verschlechterung des Krankheitsbildes eintreten. Doch welche Mutter würde nicht eine (zeitweilige) Verschlechterung akzeptieren, wenn dadurch das Kind gesund heranwachsen kann.

Sprechen Sie vor einer geplanten Schwangerschaft mit dem behandelnden Arzt, damit er die Therapie bei Bedarf frühzeitig umstellen oder eine geplante neue Therapieform bis nach der Schwangerschaft verschieben kann. Hier ist vor allem an Vitamin-A-Derivate zu denken, von denen in Deutschland Acitretin (Neotigason) zur Behandlung der Schuppenflechte eingesetzt wird.

Dieses Medikament darf bei Frauen nur bei gleichzeitiger Empfängnisverhütung eingesetzt werden. Nach Absetzen des Medikamentes darf innerhalb der folgenden zwei Jahre keine Schwangerschaft eintreten.

Der Einsatz von Cremes, Salben (auch äußerlich anzuwendende kortisonhaltige Präparate) und eine äußerliche Lichttherapie zur Behandlung der Schuppenflechte sind während der Schwangerschaft unbedenklich.

Am wichtigsten ist, daß Sie sich lange vor einer Schwangerschaft von einem Arzt Ihres Vertrauens beraten lassen.

Sprechen Sie vor einer geplanten Schwangerschaft mit dem behandelnden Arzt

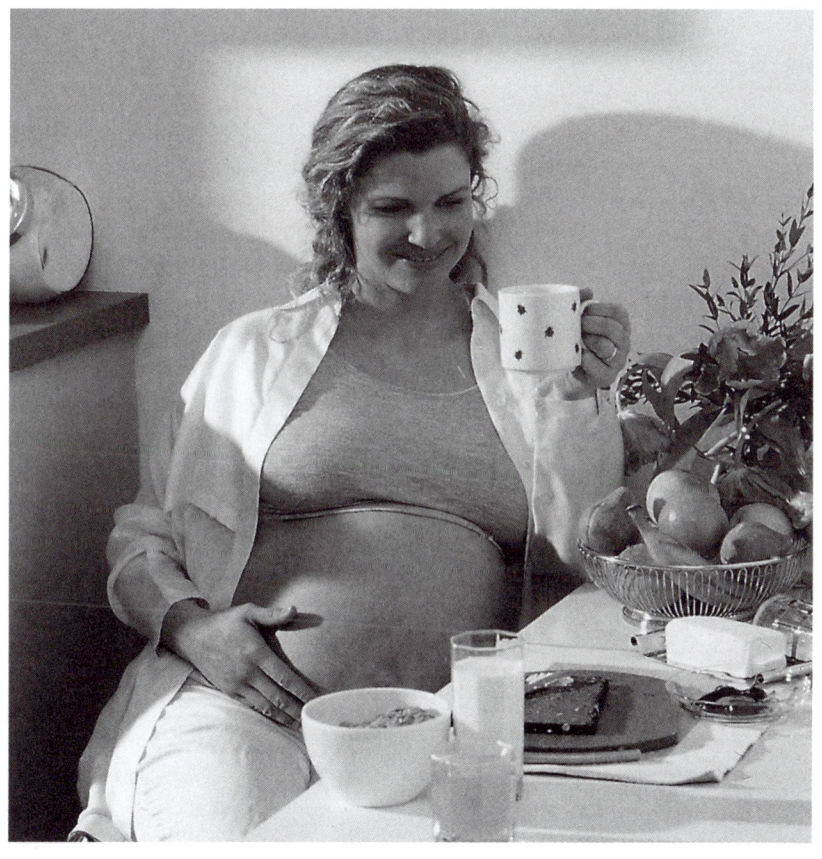

Bei sorgfältiger Planung kann sich jede Frau mit Psoriasis ihren Kinderwunsch erfüllen

THERAPIE

Die erbliche Ver-
anlagung bedingt,
daß eine Heilung
der Psoriasis im
strengen Sinn
nicht möglich ist.
Die therapeuti-
schen Möglich-
keiten bei der
Schuppenflechte
haben sich im
letzten Jahrzehnt
allerdings stark
weiterentwickelt

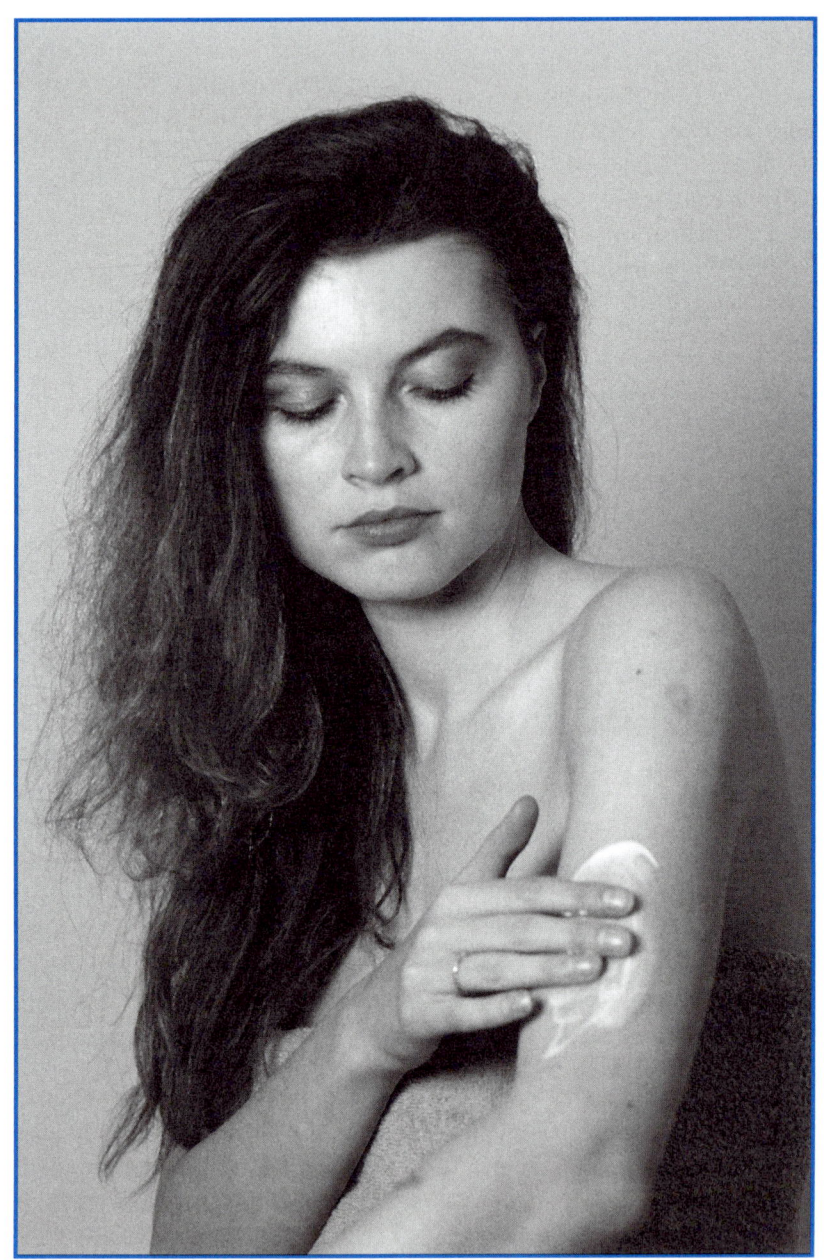

THERAPIEFORMEN

Den Ärzten steht heute eine große Palette von Methoden mit überzeugender antipsoriatischer Wirksamkeit zur Verfügung. Welche Medikamente und Behandlungsformen zum Einsatz kommen, hängt von der Schuppenflechteform und dem Grad der Ausbildung ab.

Obwohl wir ja wissen, daß gelegentlich länger anhaltende erscheinungsfreie Zustände eintreten, ist der Verlauf der Schuppenflechte in der Regel unvorhersehbar, entweder chronisch oder in Schüben verlaufend, so daß zur Erzielung einer langfristigen Erscheinungsfreiheit eine entsprechende Langzeitbehandlung erforderlich ist.

Generell gilt, daß die Behandlung der Schuppenflechte kein einfaches Unterfangen darstellt, da eine ganze Reihe von Faktoren zu beachten ist. Hierzu gehören vor allem die Ausprägung der Schuppenflechte, ihre Ausdehnung, besondere Erscheinungsbilder, mögliche verschlimmernde Erkrankungen und das Alter des Patienten.

Aus der Gesamtheit aller Einzelfaktoren ergibt sich, ob das vorliegende Krankheitsbild im Rahmen einer Behandlung durch den niedergelassenen Hautarzt beherrschbar ist, oder ob – zumindest anfangs – ein stationärer Aufenthalt in einer Fachklinik erforderlich ist.

VORRANGIGE THERAPIEZIELE BEI DER SCHUPPENFLECHTE:

● Beseitigung bestehender Krankheitserscheinungen. Dabei Berücksichtigung des Wirkungs-/Nebenwirkungsverhältnisses verschiedener Therapieformen mit dem Ziel, unerwünschte Reaktionen auch bei einer Langzeitbehandlung auszuschließen

● Stabilisierung gebesserter und vor allem erscheinungsfreier Zustände

● Beseitigung und Verhinderung von Komplikationen, die bei schweren Schuppenflechteformen vor allen Dingen die soziale Integration und das seelische Gleichgewicht der Betroffenen belasten

● berufliche Wiederherstellung (Rehabilitation) des Psoriasispatienten

Vom Ausdehnungsgrad der Schuppenflechte hängt es ab, ob eine äußerliche Behandlung ausreicht oder ob eine innerliche Behandlung mit Medikamenten notwendig ist.

WIRKSTOFFE IN CREMES UND SALBEN

Medikamente und Behandlung müssen so gewählt werden, daß keine zu starke Hautreizung entsteht, die ihrerseits als Auslösereiz wirkt und neue Schuppenflechteherde entstehen läßt. So wählen wir bei sehr frischen kleinfleckigen, rasch entstehenden Schuppenflechteformen, die meist auch mit Juckreiz einhergehen, eine mildere Therapie als bei chronisch stationären Formen. Insgesamt wünschen wir uns ja alle, daß der Therapieeffekt rasch eintritt, ohne daß Nebenwirkungen auftreten, und daß der gebesserte bzw. erscheinungsfreie Zustand langfristig erhalten bleibt.

Als erste Maßnahme ist eine Entschuppung der oft von dicken Hornauflagerungen bedeckten Herde erforderlich, damit die eigentlichen Wirkstoffe in tiefere Hautschichten – den Ort der Entzündung – einziehen können.

■ Schuppenablösung

Mit folgenden Substanzen lassen sich die Hautschuppen gut ablösen: **Salizylsäure** (Acidum salicylicum) entfernt in Konzentrationen bis zu 2% Schuppen direkt. In höherer Konzentration wird das Schuppenmaterial (Keratin) aufgequollen und gelöst.

Je nach dem zu behandelnden Areal wählt man unterschiedliche Grundlagen zur Einarbeitung von Salizylsäure.

Für den Körper hat sich als Grundlage am besten weiße Vaseline bewährt. Die 3–5%ige Salizylvaseline wird mehrere Tage lang angewendet.

An Hand- und Fußsohlen, die meist eine deutlich dickere Schuppenauflage aufweisen, müssen wir die Salizylsäurekonzentrationen zum Teil auf über 10% erhöhen. Hier hat sich als weitere Salbengrundlage besonders die Bleipflastersalbe bewährt, die als 10%ige Salizyl-Diachylon-Salbe zur Anwendung gelangt.

Auf dem behaarten Kopf erreichen wir eine sichere Schuppenlösung am besten durch das Anlegen von **Ölkappen** mit 5–10% Salizylsäure in Olivenöl, die über Nacht einwirken können. Der Patient trägt das vorbereitete Öl auf den Kopfboden auf und bedeckt anschließend alles mit einer Gazekappe oder Badehaube. Besser zu handhaben sind 3-, 5- oder 10%ige Salizylsäurezubereitungen in abwaschbaren Salbengrundlagen, die in den Kopfboden einmassiert werden.

Bei länger dauernder großflächiger Verwendung von hochkonzentrierten salizylsäurehaltigen Präparaten ist – insbesondere bei Kindern – zu beachten, daß Salizylsäureanteile in den Organismus aufgenommen werden und zu Schäden an den Nieren, im Zentralnervensystem sowie im Magen-Darm-Bereich führen können. Daher ist von einer längerdauernden Ganzkörperbehandlung mit hochkonzentrierten (5 oder 10%) salizylsäurehaltigen Präparaten abzuraten.

Nach einigen Behandlungstagen sollten Sie jeweils eine salizylsäurefreie Pause einlegen.

Resorzin wirkt in Konzentrationen über 10% auch schuppenlösend. Allerdings besteht bei dieser Substanz die Gefahr von Unverträglichkeitserscheinungen (Allergie, Verfärbung blonder Haare). Bedenklich ist, daß bei großflächigen Anwendungen Vergiftungserscheinungen sowie Nierenschädigungen mitgeteilt wurden. Viele Ärzte empfehlen diese Substanz daher nicht mehr.

Harnstoff kann mit seiner milderen Wirkung in Konzentrationen von etwa 20% zur Schuppenlösung eingesetzt werden.

Harnstoff ist ein körpereigenes Stoffwechselprodukt. Bis auf ein gelegentliches Brennen, vor allem bei gereizter Haut, sind keine Nebenwirkungen bekannt.

Einen mild entschuppenden Effekt haben auch Bäder mit **Kochsalzzusatz** in Konzentration von 5% und mehr. Hierfür eignet sich ganz einfaches, ungereinigtes Kochsalz, zum Beispiel das „Stassfurter Steinsalz".

Eine relativ gut verträgliche Abschuppung ist auch durch eine Kombination von Harnstoff (20%ig) und Kochsalz (40%ig) in geeigneter Salbengrundlage zu erzielen.

Besonders an Handflächen, Fußsohlen oder sonstigen stark mit Schuppenauflagerungen bedeckten

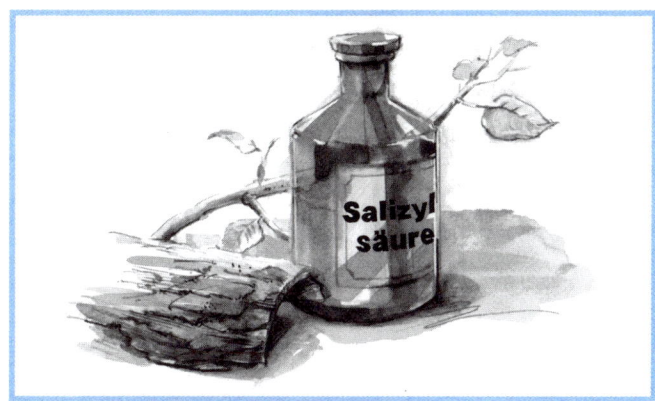

Salizylsäure wurde früher aus der Rinde von Weiden gewonnen

Körperherden haben wir sehr gute Erfahrungen mit einer Abdeckung der Herde über Nacht gemacht. Nach dem Aufbringen schuppenlösender Zubereitungen werden die Herde mit einer wasserdichten Folie abgedeckt. Hierdurch werden die Schuppen noch stärker aufgeweicht und lassen sich dadurch leichter abheben.

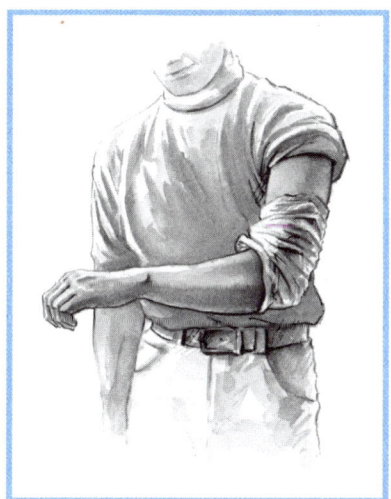

Schuppenablösung über Nacht mit wasserdichter Folie

■ Cignolin

An erster Stelle setzen wir das in Europa bereits seit 1916 bekannte Cignolin, auch als Dithranol bezeichnet, ein.

Das heutzutage chemisch hergestellte Cignolin leitet sich von dem Naturstoff Chrysarobin ab, der früher aus dem brasilianischen Goabaum (Araroba) gewonnen wurde und als gelbes kristallines Pulver in 5%igen Salbenzubereitungen zur Behandlung der Schuppenflechte eingesetzt wurde.

Erst nach der erfolgreichen Abschuppung ist der Einsatz direkt antipsoriatisch wirkender Mittel möglich

Cignolin behindert die Zellteilung und blockiert bestimmte Stoffwechselschritte in den Zellen, so daß es zur Normalisierung der überschießenden Verhornungsvorgänge kommt. Feingeweblich sind nach einer Cignolintherapie die vormaligen Schuppenflechteherde entzündungsfrei, die Hautdicke ist deutlich verringert und die überschießende Verhornung gebremst.

Cignolin läßt sich je nach klinischem Befund als Salben- oder Pastenzubereitung verwenden. Die Dosierungen liegen zwischen 1/32 und 2%. Unerwünschte, wenn auch harmlose Begleiterscheinungen dieser Therapie sind bräunliche Verfärbungen der umliegenden Haut und die Verfärbung der Wäsche, da das an sich leicht gelbliche Cignolin an der Luft durch Umsetzungsprozesse einen bräunlichen Farbton annimmt.

In den Kliniken wird vor allen Dingen mit Cignolinvaseline und Cignolinpaste gearbeitet, wobei etwas Salizylsäure zugesetzt wird, um das Cignolin haltbar zu machen. Es hat sich nämlich gezeigt, daß bereits nach 3 Monaten ein deutlicher Wirkungsverlust beim Cignolin einsetzt, wenn es mit Luft in Berührung kommt.

Die Dosissteigerung erfolgt stufenweise unter genauer Beachtung der Verträglichkeit. Da die Paste exakt auf den Psoriasisherd aufgetragen werden kann, gut haftet und kaum auf die unbefallen Hautpartien verschmiert, ist sie anwendungsfreundlicher als die Cignolinvaseline.

Bei der ambulanten Behandlung nicht zu ausgedehnter Herde können wir auch Zubereitungen mit Anthralinabkömmlingen empfehlen, die sich zum Teil leichter abwaschen lassen.

Bei vielen Patienten hat sich vor allem die Minutentherapie mit abwaschbaren Cignolinzubereitungen bewährt, bei der die sonst sehr störende Haut- und Wäscheverfärbung deutlich verringert ist. Wir wollen dieses Verfahren deshalb ausführlicher vorstellen.

▮ Minutentherapie

Voraussetzungen für eine problemlose Minutentherapie sind die fachgerechte Anleitung und gelegentliche Kontrollen durch den behandelnden Arzt.

Morgens tragen Sie die Cignolinzubereitung auf vorher abgeschuppte Herde auf. Begonnen wird mit der niedrigsten Dosierung (der Handel hält hier entsprechende Fertigpräparate bereit). Je nach Verträglichkeit wird die Salbe 10, 20 oder 30 Minuten auf der Haut belassen. In der Zwischenzeit können Sie die übrige

Morgentoilette durchführen. Anschließend werden die Salbenreste abgewaschen oder abgeduscht und die behandelten Areale mit einer Pflegesalbe eingecremt. Hierfür eignen sich eine 1–2%ige Salizylvaseline, eine 0,5%ige Salizyl-Eucerin-Creme oder auch entsprechende Harnstoffzubereitungen.

Sollte es zu stärkeren Hautreizungen kommen, sind bis zum Abklingen der Reizung einige therapiefreie Tage einzulegen, wobei nur pflegende Salben, eventuell mit Salizylzusatz (1%ige Salizylvaseline oder „weiche Salbe" = Unguentum molle) zur Anwendung kommen sollten. Gereizte Stellen lassen sich mit einer Zink-Schüttelmixtur, eventuell mit einem geringen Kortisonzusatz, rasch beruhigen.

Es hat sich bewährt, die Cignolinkonzentration jeden 2.–3. Tag zu steigern.

Ist die vom Arzt festgelegte maximale Cignolinkonzentration erreicht, legt der Patient 1–2 freie Tage mit Abbaden und Pflege ein, anschließend beginnt er wieder mit niedrigen Prozentzahlen, die er bis zur maximalen Verträglichkeit steigert. Bei ständig nachschuppenden Herden kann über Nacht zusätzlich eine 3–5%ige Salizylsäuresalbe aufgetragen werden.

Meistens reichen 2–3 dieser Zyklen aus, um ein gutes Therapieergebnis zu erzielen. Die erreichte Verbesserung läßt sich zum Teil über Monate erhalten, wenn Sie die betroffenen Stellen weiterhin mit einer Pflegesalbe eincremen.

Beim sogenannten „on/off-Schema" wird eine Dithranolsalbe von den Füßen beginnend aufgetragen, bis alle Herde behandelt sind. Danach kann von unten nach oben abgewaschen werden. Die kurze Einwirkzeit (1–2 Minuten) reicht oft bei einer nicht so stark ausgeprägten Schuppenflechte aus.

Kombinationen einer Cignolintherapie mit Teerbädern und/oder ultraviolettem Licht (siehe Seite 66) sind zur Wirkungsverstärkung möglich. Diese aufwendigeren Verfahren bleiben aber in der Regel den Kliniken vorbehalten.

Sie werden vielleicht feststellen, daß nach einer erfolgreichen Cignolintherapie die behandelten Herde deutlich heller werden als die umgebende Haut. Hier handelt es sich um pigmentarme Areale (psoriatische Leukoderme), die keinen Krankheitswert haben und nach unterschiedlicher Zeitdauer wieder eine normale Hautfarbe annehmen. Auch stärkere Pigmentierungen (dunklere Hautstellen) können eine Zeitlang bestehenbleiben.

Nach jahrelanger Anwendung in der Praxis und nach vielen Untersuchungen können wir sagen, daß bei einer Cignolintherapie keine Schädigung der Gesundheit zu befürchten ist.

Bei empfindlichen Patienten kann es nach einem unexakten Auftragen der Zubereitungen zu Hautreizungen um die Schuppenflechteherde herum kommen. Es ist die Kunst des behandelnden Arztes, den Konzentrationsgehalt des Cignolins zügig zu steigern, überschießende Entzündungsreaktionen aber zu verhindern. Eine stärkere Rötung, gelegentlich auch ein leichtes Brennen

Bei einer Cignolintherapie ist keine Schädigung der Gesundheit zu befürchten

im Schuppenflechteherd sind unbedenklich: „Die Schuppenflechte verbrennt im eigenen Feuer", wie wir sagen.

Eine Therapie mit Cignolin kann ohne Wirkverlust immer wieder neu begonnen werden.

■ Tioxolon

Dieser Stoff ist ein schwefelhaltiges, industriell hergestelltes Synthetikum, dessen Wirkungsweise etwa den Teerpräparaten entspricht (siehe unten). Zusätzlich besitzt diese Substanz eine schuppenlösende Wirkung. Da sie farb- und geruchlos ist, können wir sie vor allem zur Behandlung von Schuppenflechteherden auf dem Kopf empfehlen. Die Anwendung sollte zunächst auf 8–10 Tage begrenzt werden und wegen möglicher überschießender Reaktionen (starke Rötung) unter ständiger Kontrolle stehen.

Da Lichtstrahlen die chemische Reaktion des Tioxolons unkalkulierbar verstärken können, sollte eine Besonnung oder eine künstliche Bestrahlung während dieser Therapie strikt unterbleiben, obwohl wir ja sonst sehr gerne Sonnen- und Ultraviolettbestrahlungen wegen ihrer guten Wirkung auf die Schuppenflechte durchführen.

■ Teere

Die Behandlung mit Teerpräparaten erfolgt in erster Linie in Kliniken

Teere sind Destillationsprodukte aus Holz oder Kohle und stellen ein Gemisch der verschiedensten Inhaltsstoffe dar. Besonders bekannt sind Steinkohlenteer und die Holzteere wie Nadelholz-, Wacholder-, Birkenholz- und Buchenholzteer.

Die in diesen Teeren enthaltenen Stoffe wirken entzündungshemmend, schuppenlösend und zum Teil hautverdünnend. Die genauen Wirkungsmechanismen dieser Effekte auf die Schuppenflechte sind allerdings nicht bekannt.

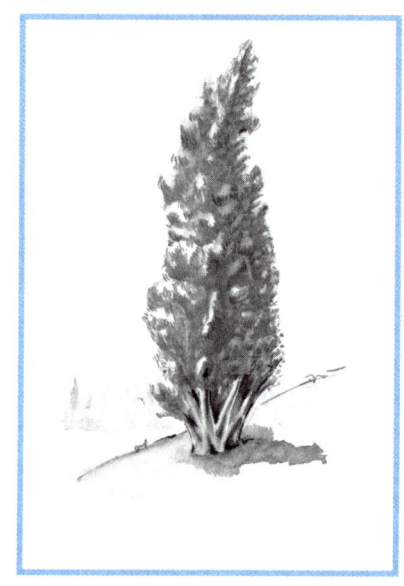

Aus Wacholderholz werden natürliche Teere destilliert

Wir verwenden Teere in Salben, Pasten und Schüttelmixturen in Konzentrationen von 10–20 %. Besonders stark verdickte Schuppenflechteherde erfordern gelegentlich auch hochkonzentrierte Teerzubereitungen.

Zusätzlich gibt es Teerauszüge (z. B. Liquor carbonis detergens, ein mit alkoholischer Seifenrinden-Lösung aus Steinkohlenteer hergestellter Auszug), die in passende Grundlagen wie weiche Salbe (Unguentum molle) eingearbeitet werden können. Sie sind besonders zur Nachbehandlung geeignet.

Außerdem lassen sich Teere mit schäumenden Zusätzen zur Schuppenlösung, Juckreizstillung und Entzündungshemmung mit gutem Erfolg auf dem behaarten Kopf einsetzen.

Die Anwendung von Teerpräparaten wird leider dadurch etwas eingeschränkt, daß sich viele Patienten über die Geruchsbelästigung beschweren und außerdem eine Verschmutzung der Wäsche nicht auszuschließen ist. Im wesentlichen wird die Behandlung mit Teerpräparaten daher auch in Kliniken durchgeführt.

Bei einer entsprechenden Empfindlichkeit können in der Haut gelegentlich Entzündungen an den Haarausführungsgängen (Folliculitis) auftreten. Bei einer direkten Besonnung teerbehandelter Herde kommt es zu lichtbedingten Effekten, die wir unter besonderen Voraussetzungen im Rahmen einer Kombinationstherapie mit Teerpräparaten und ultraviolettem Licht gezielt nutzen.

Die seit längerer Zeit diskutierte Frage, inwieweit Teerprodukte Krebs hervorrufen können, ist bis auf weiteres mit der Beobachtung zu beantworten, daß bei Patienten mit Schuppenflechte während der jahrzehntelang angewandten Teertherapie kein erhöhtes Auftreten von Hautkrebsen festzustellen war. Um eine mögliche Aufnahme von Teerbestandteilen in den Organismus zu verhindern, sollten jedoch vorsichtshalber großflächige Be-

handlungen der Haut mit reinem Steinkohlen- oder Holzteer nicht vorgenommen werden.

> **Seit kurzem gibt es im Handel schwächer färbende bis ganz entfärbte, zum Teil sogar geruchsneutrale Präparationen, die vor allem auf dem behaarten Kopf eine gute Wirkung zeigen und auch ambulant problemlos angewendet werden können.**

■ Kortikosteroide

Die örtliche Anwendung von Kortisonpräparaten ist wieder in den Hintergrund getreten, nachdem viele Jahre lang allzu leichtfertig mit diesen wertvollen Medikamenten umgegangen wurde.

Stark verdickte, lang bestehende Körperherde, besonders im Kreuzbein-, Ellbogen- und Kniebereich, sind immer noch am wirksamsten mit einer kurzzeitigen, lokalen Kortisontherapie zu behandeln. Auch bei Befall der Handflächen, Fußsohlen und des behaarten Kopfes sowie bei durch die Schuppenflechte bedingten Nagelveränderungen können wir besondere Kortisonzubereitungen mit gutem, raschen Erfolg einsetzen.

Folgende **Regeln** müssen wir aber streng beachten, um eine gute Wirkung zu erzielen und unerwünschte Erscheinungen zu vermeiden.

■ Grundsätzlich sollte keine Langzeittherapie durchgeführt werden, besonders nicht bei großflächiger Anwendung sowie unter Abschlußbedingung (Okklusivbehandlung).

■ Möglichst keine Anwendung im Gesicht und in Bereichen, in denen Haut auf Haut liegt, vor allem auch am Hodensack.

Aufgrund der an diesen Stellen wenig verhornten und damit dünneren Haut ist neben einer Hautschädigung auch eine unerwünschte Aufnahme von Kortison in den Gesamtorganismus möglich.

■ Im allgemeinen genügt eine Kortisonanwendung täglich, da im Hornschichtbereich ein Depot gebildet wird, aus dem eine langsame Wirkstoffabgabe an die tieferen Hautschichten erfolgt.

■ Nach Erzielung eines eindeutigen Therapieerfolges sollte rasch auf andere Zubereitungen wie Teerpräparate (durch Kortison wird die Haut für Teer „reif") oder auch Cignolin übergegangen werden.

Die Kortisontherapie bahnt erfahrungsgemäß den Weg für eine Teeranwendung

Bei einer zu langen Dauer der Kortisontherapie ist relativ häufig mit einer raschen Verschlechterung oder dem Wiederauftreten der Schuppenflechteherde zu rechnen. Wenn auch unter Kortison eine schnellere Rückbildung der Schuppenflechteherde einsetzt, ist generell keine Überlegenheit der lokalen Kortisontherapie gegenüber Cignolin nachgewiesen, auch nicht im Hinblick auf die Dauer der Erscheinungsfreiheit.

Ganz im Gegenteil: Nach dem Absetzen des Kortisons treten Rückfälle meist beschleunigt auf.

■ **Wann ist eine örtliche Kortisonbehandlung sinnvoll und vertretbar?**

Aus unseren Erfahrungen heraus ist eine **kurzzeitige örtliche Kortisontherapie** in folgenden Fällen zu empfehlen:

Behaarter Kopf: Man trägt eine kortisonhaltige Lösung (speziell zur Anwendung auf behaarten Bereichen) eventuell mehrmals hintereinander auf und reibt danach die Herde mit einer Kortisoncreme ein. Zur Wirkungsverstärkung können die behandelten Areale für Stunden oder über Nacht mit einer Bade- oder Duschhaube abgedeckt werden. Morgens wäscht man die Salbenreste notfalls mit teerhaltigen Waschmitteln aus.

Zwischen den Kortisonbehandlungen können immer wieder salizylsäurehaltige oder auch Cignolinpräparate eingesetzt werden.

Nach einer deutlichen Rückbildung der Herde empfehlen wir möglichst rasch den Übergang auf kortisonfreie Präparate, z. B. Cignolin oder auch Calcipotriol.

Hand- und Fußflächen sowie stark verdickte Körperherde: Nach der Schuppenlösung werden die Herde mehrmals hintereinander mit einer alkoholischen Kortisonlösung eingerieben. Anschließend wird eine kortisonhaltige Salbe aufgetragen und für mehrere Stunden bzw. über Nacht ein feuchtigkeitsundurchlässiger Verband angelegt (an den Händen auch Plastikhandschuhe). Die sich unter der Abdeckung ansammelnde Feuchtigkeit beschleunigt das Eindringen der Wirkstoffe in die Schuppenauflagen.

Tagsüber reicht meist eine Pflege mit salizylhaltigen Salben aus. Bei sehr hartnäckigen Herden setzen wir abwechselnd zusätzlich Teer- bzw. Cignolinzubereitungen ein.

Nägel: Die Behandlung der Nagelplatte und der Nagelbildungsstätte wird häufig durch die zum Teil hochgradig verdickten Nägel behindert. In solchen Fällen empfehlen wir unseren Patienten, den Nagel chemisch (hochkonzentrierte Harnstoffzubereitungen) oder mechanisch (Fräse) abzutragen. Erst danach hat das mehrmalige Auftragen einer alkoholischen Kortisonlösung Sinn. Anschließend wird eine kortisonhaltige Salbe aufgetragen und über Nacht ein Okklusionsverband angelegt. Leider sind die Behandlungserfolge jedoch meist recht bescheiden. Nach dem Abklingen des aktiven Prozesses kann man versuchen, einen Nagelplattenersatz auf dem Nagelbett zu befestigen.

Sonstige Körperherde: Hier kommen vor allem lange bestehende, stark verdickte Bezirke für eine örtliche Kortisontherapie in Frage. Man pinselt zur Nacht eine Kortisonlösung auf die abgeschuppten Stellen, trägt danach eine Kortisonsalbe auf und deckt sie mit einer Plastikfolie ab. Tagsüber können Teerlosungen oder auch Cignolinaufbereitungen die Behandlung ergänzen. Nach einer Rückbildung der Herde kann oft mit Calcipotriol oder Cignolin weiterbehandelt werden.

Bei Beachtung dieser Therapiehinweise sind unerwünschte Reaktionen auf das Kortison nach unserer langjährigen Erfahrung nicht zu erwarten.

MEDIKAMENTE ZUM EINNEHMEN

◼ Kortikosteroide

In den sechziger Jahren wurde der Einsatz von Kortikosteroiden zur Behandlung der Schuppenflechte mit großer Begeisterung aufgenommen, da anfänglich ein sehr rasches Ansprechen der verschiedensten Schuppenflechteformen zu verzeichnen war. Endlich schien der Durchbruch geschafft, und viele leidgeprüfte Patienten – aber auch die behandelnden Ärzte – atmeten zunächst auf. Besonders rasch sprachen die akut auftretenden Formen (exanthematische Bilder) auf relativ niedrige Kortisondosen an. Die chronischen, stationären Formen waren weniger gut beeinflußbar. Leider mußte man aber bald feststellen, daß bereits nach einer Verringerung der Kortisondosis, vor allem aber nach Absetzen des Medikamentes, schnell und zum Teil schwer verlaufende Rückfälle auftraten (Reboundeffekte). In der Folge mußten weitere Kortisongaben in wesentlich höherer Dosierung gegeben werden, was zu beträchtlichen Nebenwirkungen führte. Erste erfolglose Behandlungen der Schuppenflechte mit Kortison wurden bekannt. In manchen Fällen entwickelten sich neue Schuppenflechteschübe in eine vollkommen neue Richtung, aus vulgären Schuppenflechteformen entstanden zum Beispiel pustulöse Formen.

Nur in lebensbedrohlichen, sonst nicht zu beherrschenden Fällen

Da eine innerliche Kortisonbehandlung der Schuppenflechte mit beträchtlichen Risiken verbunden ist, kann sie nicht mehr empfohlen werden

(Ganzkörperbefall), kann durch die Einnahme von Kortison anfänglich rasch eine Rückbildung erzielt werden. Sobald die Schuppenflechte abheilt, muß man die Kortisoneinnahme unverzüglich beenden und durch andere Behandlungsmethoden ersetzen.

■ Methotrexat

Methotrexat (MTX) wird seit über 30 Jahren als Mittel zur Behandlung der Schuppenflechte eingesetzt und hat vor allem in den USA einen festen Platz in der Psoriasistherapie. Methotrexat behindert bzw. verzögert die überschießende Zellvermehrung bei verschiedenen Krankheiten. Bei der Schuppenflechte verringert dieses Medikament die gesteigerte Vermehrung der verhornenden Hautzellen, verringert Entzündungszeichen und wirkt auch günstig auf die entzündlichen Gelenkveränderungen von Schuppenflechtepatienten, ein sehr wesentlicher Wirkungsvorteil gegenüber anderen Medikamenten. Als geeignet für eine Methotrexatbehandlung haben sich sonst nicht zu beherrschende, schwerste Schuppenflechteformen erwiesen, wie die generelle Rötung (Erythrodermie), pustulöse Erscheinungsbilder und Gelenkerkrankungen.

Als Voraussetzung müssen aber zu Therapiebeginn normale Leber-, Nieren- und Knochenmarkfunktionen bestehen; es dürfen keine Infektionserkrankungen oder Magen-Darm-Geschwüre vorliegen, und eine Schwangerschaft muß ausgeschlossen sein.

Als Warnzeichen einer Methotrexatüberdosierung können Entzündungen im Mundbereich und Hautbrennen gewertet werden

Besondere Beachtung erfordert die gleichzeitige Einnahme von weiteren Medikamenten. Wir kennen eine Reihe von Unverträglichkeitsreaktionen, wenn Methotrexat zusammen mit anderen Arzneimitteln (Rheumamittel, Barbiturate, Antibiotika vom Typ Trimethoprim, Hormonmittel zur Schwangerschaftsverhütung und weitere) eingenommen wird. Eine Methotrexatbehandlung erfordert also eine dauernde Rücksprache mit dem Arzt und ständige Kontrolle.

Methotrexat kann als Tablette eingenommen sowie intramuskulär oder intravenös gespritzt werden.

Im Laufe der Jahre sind verschiedene Dosierungsempfehlungen herausgearbeitet worden. Als bekannteste wird das **„Weinsteinschema"** eingesetzt, nach dem pro Woche 3 x im 12-Stunden-Abstand 2,5–7,5 mg Methotrexat eingenommen werden. Die Wirkung auf die Zellteilungsrate in der Schuppenflechtehaut tritt nach 3 x 5 mg Methotrexat innerhalb von etwa 36 Stunden auf und bleibt für 6–8 Tage bestehen. Bei gutem Ansprechen dehnen wir die Zyklen aus oder legen behandlungsfreie Intervalle ein.

Da allerdings die Aufnahme des Medikamentes aus dem Darm nicht konstant ist (teilweise gelangt nur ein Drittel der eingenommenen Dosis in den Körper) und bei Personen mit einem empfindlichen Verdauungssystem Befindlichkeitsstörungen auftreten können, ziehen wir häufig eine intramuskuläre Behandlung vor. Wir geben in der 1. Woche einmalig 5–10 mg Methotrexat intramuskulär oder intravenös, gefolgt von 20–25 mg in der 2. Woche, danach erfolgt bei gutem Ansprechen eine langsame Verringerung der Dosis auf 7,5 bzw. 5 mg pro Woche. Insgesamt ist bei etwa 75 % der Patienten nach etwa 2 bis 6 Wochen mit einer Besserung des Zustandes zu rechnen.

Da Methotrexat über die Leber abgebaut wird, müssen vor Therapiebeginn vorbelastende Risikofaktoren im Hinblick auf eine Leberschädigung ausgeschlossen werden. Dazu gehören vor allem Leberstoffwechselstörungen, Lebererkrankungen, Alkoholabhängigkeit, hochgradiges Übergewicht und Blutzucker-Stoffwechselstörungen (Diabetes mellitus). Auch Nierenfunktionsstörungen sind zu berücksichtigen.

Um schädigende Wirkungen von Methotrexat auf die Leber frühzeitig erkennen zu können, wird empfohlen, mindestens in halbjährlichen Abständen Ultraschalluntersuchungen der Leber durchführen zu lassen. Von grundsätzlicher Bedeutung sind die zunächst wöchentlich durchzuführenden Untersuchungen des Leberstoffwechsels (Transaminasen), der Nierenfunktion und des Blutbildes.

Die Gesamtmenge an Methotrexat sollte wegen möglicher Leberzellschädigungen 1,5–2,0 Gramm nicht überschreiten.

Sollte es zu akuten Unverträglichkeiten kommen, steht uns als verläßliches Gegenmittel Leucovorin (Calciumfolinat) zur Verfügung, das in einer Dosierung von 20 mg intravenös verabreicht wird und rasch zu einer Behebung der Störungen führt.

Trotz der möglichen unerwünschten Wirkungen von Methotrexat, die allerdings bei genauer Beachtung der Behandlungsregeln kaum auftreten, bedeutet dieses Medikament für eine Reihe von Patienten eine große Erleichterung.

■ Vitamin A

Bei Vitamin-A-Mangel treten besonders Sehstörungen (Nachtblindheit), aber auch Veränderungen an der Haut und den Schleimhäuten auf. Auf der Haut bilden sich überschießende Verhornungen aus, so daß sie letztlich an die warzige Oberfläche von Krötenhaut erinnert (Phrynoderm). Mit der Gabe von Vitamin A können diese Veränderungen behoben werden. Es lag also nahe, bei Hauterkrankungen mit Verhornungssstörungen auch Vitamin A einzusetzen. Bei der Schuppenflechte wurden anfangs vereinzelt gute Erfolge erzielt, allerdings wurden sehr hohe Dosen von 200.000–400.000 Einheiten/Tag und mehr verordnet. Dies führte nach unterschiedlicher Anwendungsdauer leider zu unerwünschten Wirkungen wie Übelkeit, Erbrechen, Haarausfall, Austrocknen der Schleimhäute, Gelenkschmerzen und letztlich auch zu Leberschäden. Da die Schuppenflechte insgesamt nur sehr unzuverlässig auf die Therapie ansprach, wurde diese Therapieform wieder aufgegeben.

Durch Veränderungen am Vitamin-A-Molekül gelang es in den letzten Jahrzehnten, eine große Zahl von neuen Substanzen herzustellen, die wir als Retinoide bezeichnen.

Das Vitamin A wurde von den verträglichen Retinoiden abgelöst

■ Retinoide

Vom Vitamin A (Vitamin-A-Alkohol = Retinol) lassen sich natürliche und synthetische Abkömmlinge ableiten. Zur ersten Generation der Vitamin-A-Derivate gehörte die Vitamin-A-Säure, die jedoch aufgrund des gleichen Nebenwirkungsspektrums wie Vitamin A nicht weiter zur inneren Behandlung der Schuppenflechte und ähnlicher zur Verhornung neigender Erkrankungen eingesetzt wurde.

Im Gegensatz dazu zeigte ein Retinoid der zweiten Generation (Etretinat) eine deutliche Wirkung bei verschiedenen Schuppenflechteformen. Seit kurzer Zeit ist diese Substanz durch eine Weiterentwicklung, das **Acitretin**, abgelöst worden. Vor allem die sehr schweren Formen wie die pustulöse Schuppenflechte an Händen und Füßen oder ein Ganzkörperbefall sowie die psoriatischen Erythrodermien sprechen häufig sehr gut an. Die typische, flächig infiltrierte Schuppenflechteform zeigt zwar eine Abflachung der Herde und eine Verringerung der überschießenden Schuppenbildung, eine vollständige Rückbildung läßt sich jedoch mit Etretinat/Acitretin allein nur selten erreichen.

Fragen wir nach dem Wirkungsprinzip von Etretinat/Acitretin, ist eine voll befriedigende Antwort zum jetzigen Zeitpunkt nicht möglich. Soweit bekannt, steht eine Normalisierung der vormals krankhaft gestörten Verhornungsvorgänge im Vordergrund. Dies führt zu einer Verringerung der starken

Eine deutliche Rückbildung ist auch bei schweren Zuständen häufig bereits nach 3 Wochen Therapie festzustellen

Hautdicke, entzündliche Veränderungen bilden sich zurück.

Zur Behandlung der sehr schweren Schuppenflechteformen setzen wir normalerweise 0,5 mg/kg Körpergewicht/Tag Acitretin als Kapseln ein, wobei wir anfangs 30 mg/Tag nur in Ausnahmefällen überschreiten (die Maximaldosis beträgt 75 mg/Tag).

Mit Beginn der Lippenaustrocknung und möglicher Hauttrockenheit reduzieren wir die Dosis individuell bis zu einer für jeden Patienten eigenen verträglichen Erhaltungsdosis. Die angesprochenen austrocknenden Effekte sind harmlos und können durch Pflegecremes und Ölbäder beseitigt werden.

> **Acitretin sollte zusammen mit einer Mahlzeit – am besten der Hauptmahlzeit – eingenommen werden. Wegen der Fettlöslichkeit des Medikamentes wird so die beste Aufnahme in den Organismus gewährleistet.**

Bei der erythrodermalen Schuppenflechte hat sich die einschleichende Dosierung mit eingangs 0,1 mg/kg/Tag bewährt, weil dies am günstigsten wirkt, ohne Hautreizungen nach sich zu ziehen.

Bei Ganzkörperbefall mit pustelförmiger Schuppenflechte sind dagegen meist Größenordnungen von 0,75 mg/kg/Tag erforderlich.

Eine deutliche Rückbildung ist auch bei diesen schweren Zuständen häufig bereits nach 3 Wochen Therapie festzustellen.

Ein wesentlicher Nachteil der Retinoide liegt in ihrem hohen keimschädigenden Risiko: Unter der Retinoidtherapie können Mißbildungen und schwere Schädigungen der Leibesfrucht auftreten. Daher ist eine Therapie mit Acitretin bei Frauen im gebärfähigen Alter sehr problematisch (sicherer Empfängnisschutz bis zwei Jahre nach Abbruch der Therapie erforderlich) und nicht zu empfehlen.

Bei empfindlichen Patienten können ein Anstieg der Blutfette sowie eine Störung des Leberstoffwechsels eintreten. Entsprechende Blutuntersuchungen und Kontrollen helfen uns bei der Überwachung.

Die unterschiedlich ausgeprägte Trockenheit der Haut und der Schleimhäute, zum Teil mit einer Abschuppung der Haut an Handflächen und Fußsohlen, sind durch pflegende Maßnahmen mit Salben, Lippenstiften und Bädern meist zu beherrschen.

Nach einer Reduzierung der Dosis und nach dem Absetzen des Medikamentes verschwinden die unerwünschten Begleitreaktionen vollständig. Bei Kindern und Jugendlichen sollte man auf eine Retinoidtherapie möglichst verzichten, da die Knorpelbildung gestört werden kann.

Zur Dauertherapie wird Acitretin nicht empfohlen. Bei gut zurückgebildeten Herden sollte man möglichst auf eine andere Behandlungsform übergehen.

> **Wegen des kritischen Wirkungs-/Nebenwirkungsverhältnisses beschränken die Ärzte den Einsatz des Retinoids Acitretin auf sonst nicht behandelbare Psoriasisformen.**

NEUE MEDIKAMENTE

Neben den bisher vorgestellten Substanzen und Therapieformen gibt es eine ganze Reihe von Medikamenten mit teils gesicherter, teils unsicherer Wirkung auf die Schuppenflechte, die momentan besonders intensiv erforscht werden.

Im folgenden wollen wir Ihnen die erfolgversprechendsten Substanzen vorstellen.

■ Cyclosporin A

Diese Substanz ist ein von bestimmten Pilzen produziertes Stoffwechselprodukt.

Cyclosporin A wird seit vielen Jahren nach Organverpflanzungen als sehr wirksames Medikament zur Verhinderung der Abstoßreaktion eingesetzt. Eher zufällig wurde man Mitte der 70er Jahre darauf aufmerksam, daß Cyclosporin A bei verschiedenen Schuppenflechteformen einen rückbildenden Effekt zeigt. Die Wirkung von Cyclosporin A auf die Schuppenflechte ist zum jetzigen Zeitpunkt nicht befriedigend geklärt. Es wird vermutet, daß ein wesentlicher Wirkmechanismus in der Hemmung von T-Lymphozyten (Immunzellen) besteht und vor allem T-Helfer-Lymphozyten in ihrer überschießenden Aktivität gebremst werden. Mittlerweile liegt uns eine sehr große Zahl von Erfahrungen vor, die bei unterschiedlichen Cyclosporindosierungen über eine deutliche Rückbildung der Schuppenflechte berichten. Auch unsere eigenen Erfolge mit dieser Substanz sind ermutigend. Die zunächst eingesetzten hohen Dosierungen bis zu 15 mg/kg/Tag wurden langsam reduziert; zum Teil kommt man schon mit lediglich 1 mg/kg/Tag aus. Die Rückbildung der Schuppenflechteherde erfolgt meist schon nach 2 Wochen. Für den Arzt und besonders für den Patienten ist es faszinierend, wie sich innerhalb weniger Wochen die Schuppenflechte regelrecht zurückzieht.

Es hat sich gezeigt, daß eine Dosierung von 2,5–3 mg/kg/ Tag als günstigste Einstiegsdosierung zu werten ist. Cyclosporin A wird dabei in einer Lösung oder als Kapsel auf 2 Tagesgaben verteilt eingenommen. Die guten Therapieergebnisse bleiben im allgemeinen während der gesamten Cyclosporineinnahme bestehen. Nach Absetzen des Medikamentes kommt es dann innerhalb eines individuellen Zeitraums – meist jedoch nach wenigen Wochen – zum langsamen Auftreten neuer Herde. Eine Verschlimmerung oder eine Änderung des Schuppenflechtetyps wie bei der innerlichen Kortisonbehandlung ist bislang nicht bekannt geworden.

Wenn ein Medikament so eindrucksvoll wirkt, ist meist leider auch mit unerwünschten Reaktionen zu rechnen.

Das dosisabhängige Nebenwirkungsspektrum beinhaltet Nierenschädigungen, Blutdruckerhöhung, Erhöhung der Cholesterin- und Triglyzeridwerte, Störungen in der Mineralienzusammensetzung des Blutes sowie gelegentlich auch einen Harnsäureanstieg. Je niedriger die Dosierung gewählt werden kann, desto seltener gibt es unerwünschte Reaktionen.

Nach dem Absetzen der Therapie normalisieren sich die veränderten Werte in der Regel wieder. Vorübergehend können Magen-Darm-Störungen und Nervenreizungen auftreten. Auch diese unerwünschten Reaktionen verschwinden nach dem Absetzen der Behandlung.

Es ist besonders darauf zu achten, daß nicht zusätzlich weitere nierenschädigende Medikamente eingenommen werden, die das Nebenwirkungsspektrum von Cyclosporin A erhöhen können.

Es gibt eine Reihe von Medikamenten, die den Blutspiegel von Cyclosporin A erhöhen oder erniedrigen können. Der Arzt muß also unbedingt wissen, ob und welche Medikamente Sie zusätzlich einnehmen!

Cyclosporin A ist eine vielversprechende Substanz zur Behandlung schwerster Schuppenflechteformen, die auf eine übliche medikamentöse Therapie nicht ansprechen. Seit 1992 ist dieses Medikament als Arzneimittel im Apothekenhandel. Engmaschige Kontrollen durch den Arzt und die verläßliche Mitarbeit der Patienten sind wichtige Voraussetzungen, um eine sichere Wirkung zu erzielen und unerwünschte Reaktionen zu vermeiden.

■ Vitamin-D$_3$-Abkömmlinge

Zufällig wurde bei einem Patienten, der aufgrund einer Knochenerkrankung mit Vitamin D$_3$ behandelt wurde, beobachtet, daß sich eine gleichzeitig bestehende Schuppenflechte deutlich besserte. Daraufhin wurden Versuche mit Verwandten des Vitamin D$_3$ durchgeführt, die zum Teil bei sehr niedrigen Dosierungen bereits einen günstigen Effekt auf die Schuppenflechte zeigten. Da Vitamin D und seine Abkömmlinge den Kalziumstoffwechsel beeinflussen, kann man hier immer nur sehr niedrige Dosierungen wählen, die die Schuppenflechte aber meistens nicht befriedigend beeinflussen können. Um die günstige Wirkung dennoch nutzen zu können, wurden in klinischen Studien Vitamin-D$_3$-Abkömmlinge in Salbenform zur Behandlung der Schuppenflechte eingesetzt.

Für den Vitamin-D$_3$-Abkömmling **Calcipotriol** liegen bereits erfolgreiche Behandlungsergebnisse vor. Diese Substanz lagert sich wie das natürliche, im menschlichen Organismus vorkommende Vitamin D$_3$ an Zellen in der Haut und hemmt dort die Teilung und die Verhornung der Zellen. Calcipotriol wird als Salbe in einer Konzentration von 50 ug/Gramm 2 x täglich auf die befallenen Hautstellen aufgetragen. Eine sichtbare Rückbildung der Schuppenflechteherde ist nach 4 bis 8 Wochen zu erzielen. Insgesamt sollten nicht mehr als 100 g Salbe pro Woche verwendet werden, da die sonst in den Organismus aufgenommene Calcipotriolmenge zu Störungen im Kalziumstoffwechsel führen kann.

Als gelegentlich auftretende unerwünschte Wirkung kann es zu einer stärkeren Hautrötung um die Schuppenflechteherde herum kommen, die jedoch meist während der Behandlungszeit wieder zurückgeht.

Wenn Patienten auf die Salbentherapie nicht genügend ansprechen, kann man eine Kombination mit der UV-B-Behandlung (siehe Seite 64) versuchen. Erst erfolgt eine Bestrahlung, dann wird die Salbe aufgetragen. Meist kann man so eine weitere Rückbildung erzielen.

Insgesamt sprechen die bis heute vorliegenden Behandlungsergebnisse dafür, daß mit Calcipotriol eine weitere Substanz Eingang in die Behandlungspalette der Schuppenflechte gefunden hat.

Besonders mit Calcipotriolsalbe lassen sich Schuppenflechteherde auch auf dem behaarten Kopf vollkommen zur Abheilung bringen.

In der Bundesrepublik Deutschland wurde das Präparat Anfang 1993 zugelassen.

Fumarsäure und Fumarsäureester

In den letzten Jahren wurde vor allem in der Presse zunehmend über sensationelle Erfolge mit diesen Substanzen berichtet. Wir haben uns intensiv mit der Fumarsäure und ihren Verbindungen beschäftigt, um einen Eindruck von ihrer Wirksamkeit auf die Schuppenflechte zu erhalten.

Da sich manch einer von Ihnen sicherlich schon einmal überlegt hat, ob er diese Substanzen einnehmen soll, wollen wir etwas näher auf die Präparate eingehen.

Die Fumarsäure kommt in Pflanzen, z. B. im Erdrauch (Fumaria officinalis) und im Isländischen Moos sowie in verschiedenen Pilzen vor. Der Einsatz der Fumarsäure und ihrer Derivate geht auf die Untersuchungen von Schweckendiek zurück, der im Eigenversuch eine Rückbildung von Schuppenflechteherden feststellte. Bis zum heutigen Tag wurde eine Reihe von Studien durchgeführt, die zu sehr unterschiedlichen Aussagen über die Wirksamkeit bei verschiedenen Schuppenflechteformen führten.

Im Rahmen der ungezielten, in vielen Fällen ärztlich nicht kontrollierten Eigenbehandlungen mit Fumarsäureabkömmlingen sind in letzter Zeit zunehmend Nebenwirkungen bekanntgeworden. An erster Stelle stehen Nierenfunktionseinschränkungen, die nach Tabletteneinnahme, aber auch nach einer langzeitigen äußerlichen, lokalen Behandlung mit Fumarsäuremonoethylester aufgetreten sind. Außerdem wurden Verminderungen der Zahl der weißen Blutkörperchen, Durchfälle und Magen-Darm-Störungen mitgeteilt. Hautreizungen wie ausgeprägte Rötungen und auch nesselsuchtartige Erscheinungen wurden beschrieben.

Der Wirkungsmechanismus der Fumarsäure und ihrer Abkömmlinge ist unklar. Reine Fumarsäure ist aber wohl wirkungslos. Die vorliegenden Daten für eine Dosierung, Aufnahme in den Organismus, Abbau der Fumarsäureester sowie mögliche Reaktionen mit anderen Medikamenten sind noch unzureichend oder fehlen gänzlich. Da also aufgrund der vorliegenden Untersuchungen eine Abschätzung des Nutzen-Risiko-Verhältnisses nicht erfolgen kann, können wir bis auf weiteres Fumarsäureester zur Behandlung der Schuppenflechte nicht empfehlen, obwohl bereits vor kurzem in Deutschland ein Präparat zugelassen wurde.

In Säugetierzellen, also auch beim Menschen, ist die Fumarsäure ein Zwischenprodukt des Stoffwechsels

Fischöl

In den letzten Jahren sind Berichte bekanntgeworden, nach denen Fettsäurezubereitungen (Omega-3-Fettsäuren) zur **Begleitbehandlung der Schuppenflechte** erfolgreich eingesetzt werden können. Diese vor allem in Fischöl vorkommenden Fettsäuren sollen eine Verringerung der Entzündungsreaktionen in der Haut hervorrufen.

Interessant ist in diesem Zusammenhang, daß bei Eskimos, die sich überwiegend von Fischen ernähren, nur sehr selten eine Schuppenflechte auftritt.

In einer Reihe von Studien konnten positive Auswirkungen auf Hautrötung, Hautdicke, Schuppung und Juckreiz festgestellt werden. Allerdings gelang eine vollständige Rückbildung der Schuppenflechte anscheinend nur in einem einzigen Fall. Die verordneten Dosierungen lagen bei bis zu 50 g Fischöl pro Tag über mehrere Monate hinweg. Nebenwirkungen bedenklicher Art wurden nicht mitgeteilt. Von mehreren Ärzten wird empfohlen, die Fischöltherapie begleitend zur Behandlung mit Retinoiden oder auch Cyclosporin A einzusetzen, da dadurch anscheinend die zum Teil doch beträchtlichen Nebenwirkungen der letztgenannten Stoffe verringert werden könnten.

Weitere Untersuchungen der Omega-3-Fettsäuren müssen erfolgen, um den Wert und die Einsatzmöglichkeiten bei der Schuppenflechte abschätzen zu können.

längen zwischen 280 und 315 Nanometern (nm) verantwortlich, wobei allerdings Strahlung unterhalb von 290 nm Wellenlänge die Erdoberfläche bis jetzt kaum erreichen konnte.

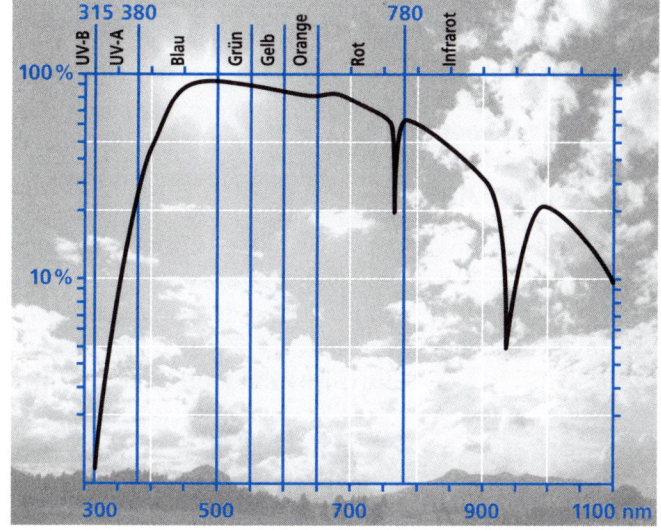

Relative Strahlungsverteilung des Sonnenlichts im Flachland

PHYSIKALISCHE BEHANDLUNG

■ Phototherapie

Schon seit über hundert Jahren ist es allgemeines Erfahrungsgut, daß ein Großteil der Patienten mit Schuppenflechte während der strahlungsintensiven Jahreszeiten eine deutliche Verbesserung bemerkt.

Für die heilsame Wirkung des Sonnenlichtes ist vor allem die sehr kurzwellige und energiereiche Ultraviolett-B-Strahlung mit Wellen-

Das Sonnenlicht umfaßt noch den UV-A-Bereich (315–380 nm), das sichtbare Licht (380–780 nm) und den langwelligen Infrarotbereich (> 780 nm), in den auch die Wärmestrahlung fällt.

Die **UV-B-Strahlung** regt in den pigmentbildenden Zellen (Melanozyten) der unteren Zellschichten der Oberhaut die Pigmentproduktion an und führt so zur Spätbräunung. Bei zu langer Einwirkungsdauer verursacht sie Schäden in den Hautzellen, die Haut reagiert mit einem entzündlichen „Sonnenbrand", um die Zellschäden zu reparieren.

Das **UV-A-Licht** ist vor allem für die Sofortpigmentierung der Haut verantwortlich. Helle Pigmentvorstufen werden schnell zu dunklen Pigmenten umgewandelt. Die UV-A-Strahlen dringen bis in die Bindegewebsschichten der Haut ein.

Die Wirkung der UV-B-Strahlung auf die Schuppenflechte beruht wahrscheinlich auf einer Hemmung der Zellaktivität bei den sich sonst viel zu schnell teilenden und verhornenden Hautzellen. Zusätzlich werden in der Haut immunologische Prozesse durch das UV-B beeinflußt.

Das wichtigste Phototherapieverfahren zur Behandlung der Schuppenflechte ist deshalb die Bestrahlung mit UV-B, die **„selektive Ultraviolett-Phototherapie (SUP)"**. Vor Beginn einer Phototherapie ist die Ultraviolettempfindlichkeit jedes Patienten zu bestimmen. Wir möchten ja keinen Sonnenbrand erzeugen, sondern so dosieren, daß

Wir kennen in unseren Breiten 4 Hauttypen:

● **Typ 1 bekommt immer Sonnenbrand und bräunt nie.**

● **Typ 2 bekommt immer Sonnenbrand und bräunt gelegentlich bzw. langsam.**

● **Typ 3 bekommt gelegentlich Sonnenbrand und bräunt immer.**

● **Typ 4 bekommt fast nie Sonnenbrand und bräunt immer schnell.**

eine Wirkung auf die Schuppenflechte einsetzt, ein Sonnenbrand aber gerade noch vermieden wird. Für den Typ 1 ist aufgrund der deutlichen Überempfindlichkeit eine Ultraviolettphototherapie nicht geeignet. Der Arzt würde hier die Schuppenflechte mehr reizen als zurückbilden.

Für die übrigen Hauttypen muß vor Therapiebeginn die Ultraviolettempfindlichkeit ausgetestet werden. Hierzu wird die **minimale Rötungsdosis (MED = Minimale Erythemdosis)** für UV-B bestimmt. Es werden dazu an der Gesäßregion (nicht gebräunt) in 6–8 bezeichneten Arealen genau bestimmbare ansteigende Ultraviolett-B-Dosen eingestrahlt.

Die Behandlung mit den Ultraviolettbestrahlungslampen beginnt mit einer Strahlungsdosis knapp unterhalb der errechneten minimalen Erythemdosis. Im Verlauf der Bestrahlungsserie wird zunächst eine Steigerung um 20 %, dann um 30 %, um 40 %, um 50 % usw. vorgenommen. Der behandelnde Arzt begutachtet die Patienten jeweils vor Beginn der neuen Einstrahlung. Sollte eine stärkere Rötung als gewünscht auftreten, wird die Behandlung zunächst unterbrochen und nach dem Abklingen der Rötung nur noch mit 50 % der letzten Dosis bestrahlt. Versäumt der Patient einen Behandlungstag, wird die zuletzt verwendete Dosis angesetzt.

Neuerdings können auch schwer erreichbare Schuppenflechteherde bestrahlt werden.

Als besondere Bestrahlungsquellen für Nägel wurden „Ultraviolett-

Hochintensiv-Punktstrahler" entwickelt, für den behaarten Kopf kammartige, ultraviolettabstrahlende Geräte. Die Behandlungserfolge sind zwar sehr unterschiedlich; ein Versuch ist aber auf jeden Fall lohnend.

■ Vorgehen bei der Phototherapie:

1. Wichtig ist, daß der Arzt die Krankengeschichte ganz exakt nachvollzieht. Er wird seine Patienten besonders über bekannte Lichtunverträglichkeiten, die Einnahme von Medikamenten (in früheren Jahren vor allem Arsenpräparate) bzw. die Benutzung von Kosmetika befragen, die unter Umständen photoverstärkende oder photoallergische Reaktionen auslösen können.

2. Des weiteren wird der Arzt Ihre gesamte Haut untersuchen und vor allem auf mögliche Lichtschäden achten. Patienten, die durch Lichtschäden ausgelöste Neubildungen (Hautkrebsvorstufen, Hautkrebs) zeigen bzw. angeben, daß sie früher aufgrund derartiger Hautveränderungen behandelt worden sind, müssen von einer Ultraviolettbestrahlung ausgeschlossen werden.

3. Erst danach bestimmt der Arzt mit Hilfe der minimalen Rötungsdosis (MED) die Anfangsdosis und legt ein Bestrahlungsprotokoll an.

4. Normalerweise wird an 5 Tagen pro Woche jeweils einmal bestrahlt. Unter Umständen sind auch lediglich 3 Bestrahlungen pro Woche möglich. Die Dauer der Phototherapie beträgt im Mittel 25 Tage.

5. Während der Bestrahlung müssen die Augen durch eine Ab-

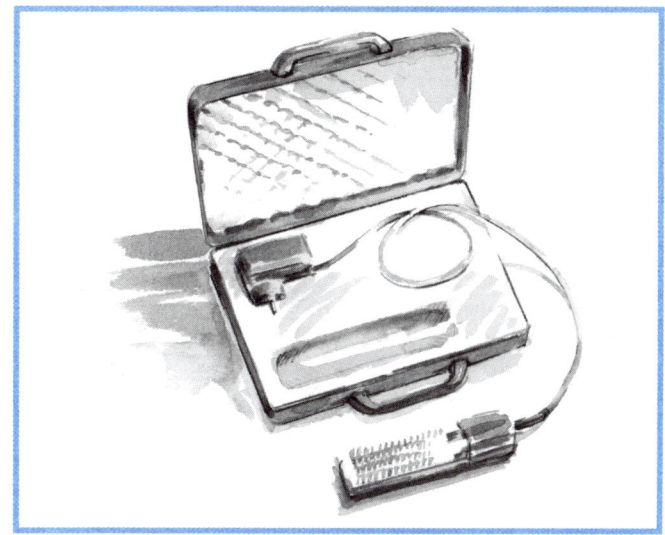

UV-Lichtkamm zur Bestrahlung der Kopfhaut

deckung oder eine UV-Strahlung absorbierende Sonnenbrille geschützt sein. Von zusätzlichen Sonnenbestrahlungen raten wir ab (sie müssen aber auf jeden Fall in das Protokoll eingehen, damit der Arzt die künstliche Bestrahlung dementsprechend reduzieren kann).

6. Der Arzt erklärt Ihnen, wie Sie die Haut nach einer Bestrahlung pflegen sollten.

7. Häufig wird der Arzt Zusatzbehandlungen festlegen, z. B. eine regelmäßige Abschuppung, Bäder bzw. Duschen vor Ultraviolettbestrahlung (eine feuchte Hornschicht wird von Ultraviolettstrahlen besser durchdrungen).

■ Mögliche Nebenwirkungen

Außer der jederzeit möglichen Sonnenbrandreaktion, die jedoch wegen der permanenten ärztlichen Kontrolle zur Ausnahme gehören sollte, ist im Verlauf der Bestrah-

Um unerwünschte
Hautreaktionen
möglichst auszu-
schließen, emp-
fehlen wir keine
Langzeitbestrah-
lung mit UV-B-
Strahlen

lungszeiten je nach Typ eine Hautbräunung feststellbar. Dies wird allerdings meist als willkommener
Zusatzeffekt bewertet.

Starken Austrocknungszuständen
der Haut begegnet man durch eine
entsprechende Pflege, d. h. die Patienten dürfen und sollen sich nach
der Bestrahlung so oft sie wünschen
mit Wasser-in-Öl-Emulsionen eincremen.

Über mögliche Langzeitschäden,
insbesondere das heute so viel-
diskutierte Hautkrebsrisiko, liegen
zum gegenwärtigen Zeitpunkt keine
wissenschaftlich eindeutig gesicherten Informationen vor, die ein
erhöhtes Risiko befürchten ließen.
Um jedes Risiko auszuschließen,
muß die Genitalregion unbedingt
von der Bestrahlung ausgenommen
werden, da hier die Haut sehr dünn
ist und somit nur einen geringen Ei-
genschutz gegenüber Lichtstrahlen
aufweist.

■ Kombinationen der Phototherapie mit anderen Methoden

■ Göckerman-Methode

Die Kombination von Teer (insbesondere Teerbäder) mit Ultraviolettbestrahlungen ist als „Göckerman-Methode" bekanntgeworden.
Dabei wird eine 2–5 %ige Teer-
präparation (z. B. in Vaseline)
mehrmals täglich auf die Haut aufgetragen. Nach 24 Stunden wäscht
man den Teerüberschuß ab und
führt eine Ganzkörper-UV-Bestrah-
lung durch, bis eine eben sichtbare
leichte Rötung entsteht.

■ Ingram-Methode

Nach vollständigem Abschuppen
der Schuppenflechteherde wird ein
Teerbad durchgeführt und anschließend mit selektivem Ultraviolett
(UV-B) bis knapp zum Rötungsef-
fekt bestrahlt. Direkt im Anschluß
oder einige Stunden später kann
dann auf die vorbehandelten Herde
Cignolin, am besten in Pastenform
(0,25–1 %), aufgetragen werden.
Bei guter Verträglichkeit erfolgt am
Nachmittag eine weitere Cignolin-
behandlung.

Die Wirkung der UV-Bestrahlung
kann durch vorheriges Anfeuchten
der Haut und durch Salzsolebäder
intensiviert werden. Diese Therapieform wird bei sehr schweren
Psoriasisformen, vor allem bei pustulösen Erscheinungsbildern, eingesetzt.

■ UV-B und Retinoide

Als sehr wirkungsvolle Therapie hat
sich früher die Kombination von
UV-B-Strahlung mit dem Retinoid
Etretinat erwiesen. Möglicherweise
ist die Kombination mit dem Nach-
folgepräparat Acitretin gleichfalls
erfolgversprechend. Hierfür fehlen
aber noch größere Erfahrungen.

■ Photochemotherapie (PUVA)

Ein aufgetragener oder eingenom-
mener „Photosensibilisator" wird
durch eine UV-A-Bestrahlung zu
einem Zellgift. Ultraviolett-A allein
hat ebenso wie der eingenommene
oder aufgetragene Sensibilisator
nicht diese Wirkung.

Als Photosensibilisator kennen wir
die **Psoralene**. Diese Substanzen

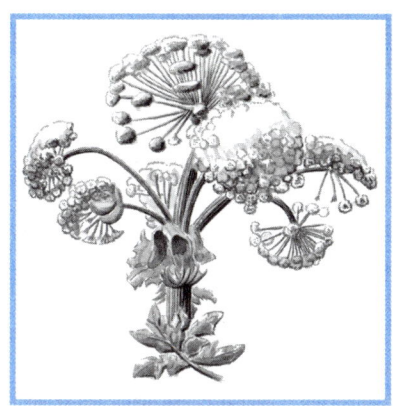

Herkulesstaude

sind photoaktive Abkömmlinge des Furanocumarins, das in vielen Pflanzen vorkommt (Herkulesstaude, Bergamotte u. a.). Diese Substanzen führen zu einer Verstärkung der lichtinduzierten Hautreaktionen bis hin zum schweren Sonnenbrand, wenn der Prozeß nicht vorsichtig gesteuert wird. Die zellschädigenden Effekte der Photochemotherapie sind bei der Behandlung der Schuppenflechte erwünscht. Die Wirkung der Therapie beruht darauf, daß es in den Zellkernen am DNA-Faden (an der Erbsubstanz) zur Vernetzung der gegenüberliegenden Molekülstränge kommt. Die Zellteilung wird dadurch stark gehemmt oder völlig gestoppt.

Die heute am häufigsten eingesetzten Psoralene sind das 8-Methoxypsoralen (8-MOP), das 5-Methoxypsoralen (5-MOP, Bergapten) und das Trimethylpsoralen. Belichtet wird mit UV-A-Strahlern, die mit Leuchtstoffröhren ausgerüstet sind und Ultraviolettlicht mit einer maximalen Wellenlänge von 360 nm ausstrahlen.

Die Psoralendosierung (8-MOP) richtet sich nach dem Körpergewicht. Erfahrungsgemäß müssen etwa 0,6 mg Psoralen/kg Körpergewicht eingenommen werden. Zwei Stunden danach erfolgt die Bestrahlung. Die UV-A-Anfangsdosis muß für jeden Patienten über die **„minimale (geringste) Phototoxizitätsdosis" (MPD)** bestimmt werden. Die MPD wird 2 Stunden nach Einnahme des Psoralens ähnlich wie die minimale Rötungsdosis für UV-B (siehe Seite 64) bestimmt.

Die Bestrahlungen erfolgen bei der PUVA-Therapie entweder an 4 Tagen pro Woche oder jeweils am Montag, Mittwoch und Freitag. Die Ultraviolettdosis wird in kleinen Schritten gesteigert.

Generell sollte nie um mehr als 30% der letzten Einstrahlungsdosis gesteigert werden. Ist an nichtbefallenen Hautpartien eine deutliche Rötung zu sehen, wird die Dosis sofort verringert, oder die Bestrahlungen werden ganz eingestellt. Der Arzt kann die erstmalige UV-A-Einstrahlung auch in Abhängigkeit vom Hauttyp dosieren.

Nach der Rückbildung der Hauterscheinungen wird sich im allgemeinen eine Erhaltungsbehandlung anschließen. Mit der zuletzt erreichten Ultraviolettdosis bestrahlt man während weiterer 2–3 Monate nur noch 1–3mal pro Woche. Bleibt der erscheinungsfreie Hautzustand damit erhalten, kann man die Behandlung auf 1 Bestrahlung pro Woche reduzieren oder ganz einstellen. Erscheinungsfreie Intervalle von 12 und mehr Monaten sind nach unseren Erfahrungen durchaus normal.

**Die PUVA-Thera-
pie wird nur bei
einer Schuppen-
flechte mit großer
Ausdehnung an-
gewandt, wenn
die herkömm-
lichen Thera-
piemöglichkeiten
zuwenig Wirkung
zeigen oder ganz
versagen**

**Stationen einer Photochemo-
therapie:**

1. Gründliche Aufnahme der Krankengeschichte unter besonderer Beachtung möglicher Gründe, die
gegen eine Photochemotherapie
sprechen könnten:

■ lichtbedingte Hautveränderungen und deren Vorstufen

■ früher schon aufgetretene und
behandelte Hautkrebse bzw. deren
Vorstufen

■ Arsenbehandlungen

■ Behandlungen mit Methotrexat

■ Einnahme von Medikamenten,
die zur Lichtunverträglichkeit führen können

■ akut bestehende Leber- oder Nie-
renerkrankungen

■ (geplante) Schwangerschaft und
Kinderwunsch beim Mann

2. Aufklärung und Information der
Patienten. Ausgabe eines Bestrah-
lungsmerkblattes und schriftliche
Bestätigung des Patienten, die die
Einwilligung zur Therapie sowie
die lückenlose Aufklärung be-
stätigt.

3. Laboruntersuchungen, um insbesondere Leberwerte, Nierenwerte,
Blutzuckerspiegel und das Blutbild
zu prüfen.

4. Augenärztliche Untersuchung,
um vor allem eine Linsentrübung
auszuschließen und eine UV-A-
Schutzbrille anzupassen.

5. Bestimmung der Lichtempfindlichkeit der Haut.

6. Beginn der Bestrahlungen mit
der Dosis, die bei der Lichttestung
gerade noch eine Rötung ergeben
hat, nachdem 2 Stunden vorher
0,6 mg/kg Psoralen eingenommen
wurden. In der Regel werden 4 Bestrahlungen pro Woche durchgeführt, wobei jeweils nach 2 Bestrahlungen eine Pause einzulegen ist.
Die Gesamtbestrahlungsdauer dau-
ert selten mehr als 8 Wochen.
Eine Dosissteigerung erfolgt immer
nur am Tage nach der Bestrahlungs-
pause. Genitalregion abdecken!

7. Laboruntersuchungen und eine
augenärztliche Kontrolle 4 Wochen
nach Therapiebeginn und nach Ab-
schluß der Behandlung.

8. Als Zusatzbehandlung lediglich
abschuppende Maßnahmen, Ölbäder und pflegende Salben.

Die PUVA-Therapie wird nur bei
einer Schuppenflechte mit großer
Ausdehnung angewandt, wenn die
herkömmlichen Therapiemöglich-

keiten zuwenig Wirkung zeigen oder ganz versagen. Erythrodermien und pustulöse Schuppenflechteformen können mit der PUVA-Therapie wirkungsvoll behandelt werden.

Generell sind sich die Ärzte darin einig, den Einsatz der Photochemotherapie sehr kritisch abzuwägen, da ihre Langzeiteffekte noch nicht genügend bekannt sind. Als mögliche Langzeitnebenwirkungen werden derzeit chronische Lichtschäden, eine beschleunigte Hautalterung, die Entwicklung von Krebsvorstufen in der Haut und die Auslösung verschiedener Hautkrebsarten diskutiert.

Während der Behandlung können gelegentlich Übelkeit, Juckreiz und Hautbrennen vorkommen, die einen Therapieabbruch erfordern.

Eine Hautbräunung folgt gewöhnlich der Behandlung in Abhängigkeit von der Bestrahlungsdauer. Sie kann gleichmäßig, wegen der unterschiedlichen Hautbeschaffenheit aber auch gefleckt ausfallen.

Gelegentlich wurde über Nagelverfärbungen, verstärkten Körperhaarwuchs und Hautblasenbildung berichtet.

Nach Beendigung der Therapie bilden sich diese Veränderungen wieder zurück.

◼ Örtliche PUVA-Therapie

Zur Therapie kleinflächiger, behandlungsresistenter Schuppenflechteformen kann man das Psoralen als 0,15%ige Lösung auf die Herde aufpinseln und 30–60 Minuten später eine UV-A-Bestrahlung anschließen.

Vor der Behandlung muß die generelle Lichtempfindlichkeit der Haut bestimmt werden, damit der Arzt die individuelle Bestrahlungsdosis festlegen kann.

Die Dosissteigerung richtet sich nach dem Hauttyp und dem Krankheitsverlauf.

Die lokale PUVA-Behandlung hat den Vorteil, daß die Psoralene nicht im ganzen Körper wirksam werden können und das Risiko möglicher Spätwirkungen dadurch sehr begrenzt wird.

Ein Nachteil ist jedoch, daß schädliche überschießende Lichtreaktionen entstehen, wenn sich die aufgepinselte Lösung in Hautvertiefungen – besonders in den Hautspaltlinien – anreichert. Die Durchführung dieser Therapie erfordert daher eine sehr große Erfahrung des behandelnden Arztes und die regelmäßige Kontrolle des Patienten.

◼ Röntgenstrahlen

Eine Röntgenbestrahlung von Schuppenflechteherden mit weicher Röntgenstrahlung (Grenzstrahlen) wird nur noch in besonderen Ausnahmefällen durchgeführt.

Bei der Röntgenfernbestrahlung steht die Strahlungsquelle in 2 Metern Abstand vom Patienten. Die gesamte Strahlendosis gelangt auf die Haut und kommt nur direkt am Ort des Krankheitsgeschehens zur Wirkung. Da die weiche Röntgenstrahlung nur in die obersten Hautschichten eindringen kann, ist keine Allgemeinwirkung auf den Körper zu erwarten. Das Abdecken der Genitalregion einschließlich Hoden oder Eierstöcke ist dennoch selbstverständlich.

Es werden vor allen Dingen sehr stark verhärtete Einzelherde, bei denen keine andere Therapie anschlägt, 3mal im Abstand von je 8 Tagen bestrahlt.

Auch von der Psoriasis betroffene Zehen- und Fingernägel können nach einer Röntgenbestrahlung an 3 aufeinanderfolgenden Tagen Besserung zeigen.

Auch bei der psoriatischen Erythrodermie kann mit einer Röntgenfernbestrahlung an 2 aufeinanderfolgenden Tagen ein günstiger Effekt erzielt werden.

Eine Wiederholung der Behandlung nach 5–7 Tagen ist möglich. Als maximale Dosis gelten jedoch 3–5 Gray. Die Haut können Sie mit Vaseline pflegen.

> **Generell sollte eine Maximaldosis von 8–10 Gray im Laufe des gesamten Lebens nicht überschritten werden.**
> **Die Bestrahlungen müssen also immer sorgfältig protokolliert werden!**

BÄDER

Bäder werden bei der Psoriasis seit altersher als pflegende Maßnahme und als vielseitig verwendbare Therapieform eingesetzt.

■ Pflegende Bäder

Es hat sich als sehr günstig erwiesen, zur Nachbehandlung und in den behandlungsfreien Intervallen Vollbäder mit rückfettenden Substanzen einzusetzen. Zum einen wird hiermit eine gewisse Geschmeidigkeit der Haut erzielt, zum anderen können die hautberuhigenden Effekte ausgenutzt werden. Die wohltuende, das Nervensystem und den Gesamtorganismus beruhigende Wirkung eines Vollbades sollte man nicht unterschätzen.

■ Heilende Bäder

Dem Wasser können medizinische Wirkstoffe zugesetzt werden. Hier kommen vor allem **Teerpräparate**, oft in Kombination mit rückfettenden Substanzen, zur Anwendung.

Die Wirkung des Teers wird durch eine anschließende Ultraviolett-Bestrahlung deutlich verstärkt (siehe Seite 66).

Das Badewasser kann auch mit **Psoralenen** versetzt werden, die bei der direkt anschließenden UV-A-Bestrahlung ihre Wirkung auf der Haut entfalten (siehe Seite 66). In jüngster Zeit hat man mit wasserdichten Folien gleich gute Erfolge erzielt. Auf die Folie werden einige Liter einer psoralenhaltigen Lösung aufgebracht und der gesamte Körper – mit Ausnahme des Kopfes – darin eingewickelt. Diese Behandlungsformen können nur in einer Praxis erfolgen, die gleichzeitig über Badeeinrichtungen und eine entsprechende Bestrahlungsanlage verfügt. Wirksamkeit und Verträglichkeit werden dafür als gut bezeichnet.

Bei Zugabe von **Salz** (Siedesalz, Steinsalz) in höheren Konzentrationen ist ein schuppenlösender Effekt festzustellen. Nach einem Bad in stark konzentrierter Salzlösung (25–30 %ig) verstärken die sich auf der Haut ablagernden Salzkristalle durch vielfache Reflexionen der Strahlung die Wirkung einer anschließenden UV-Behandlung.

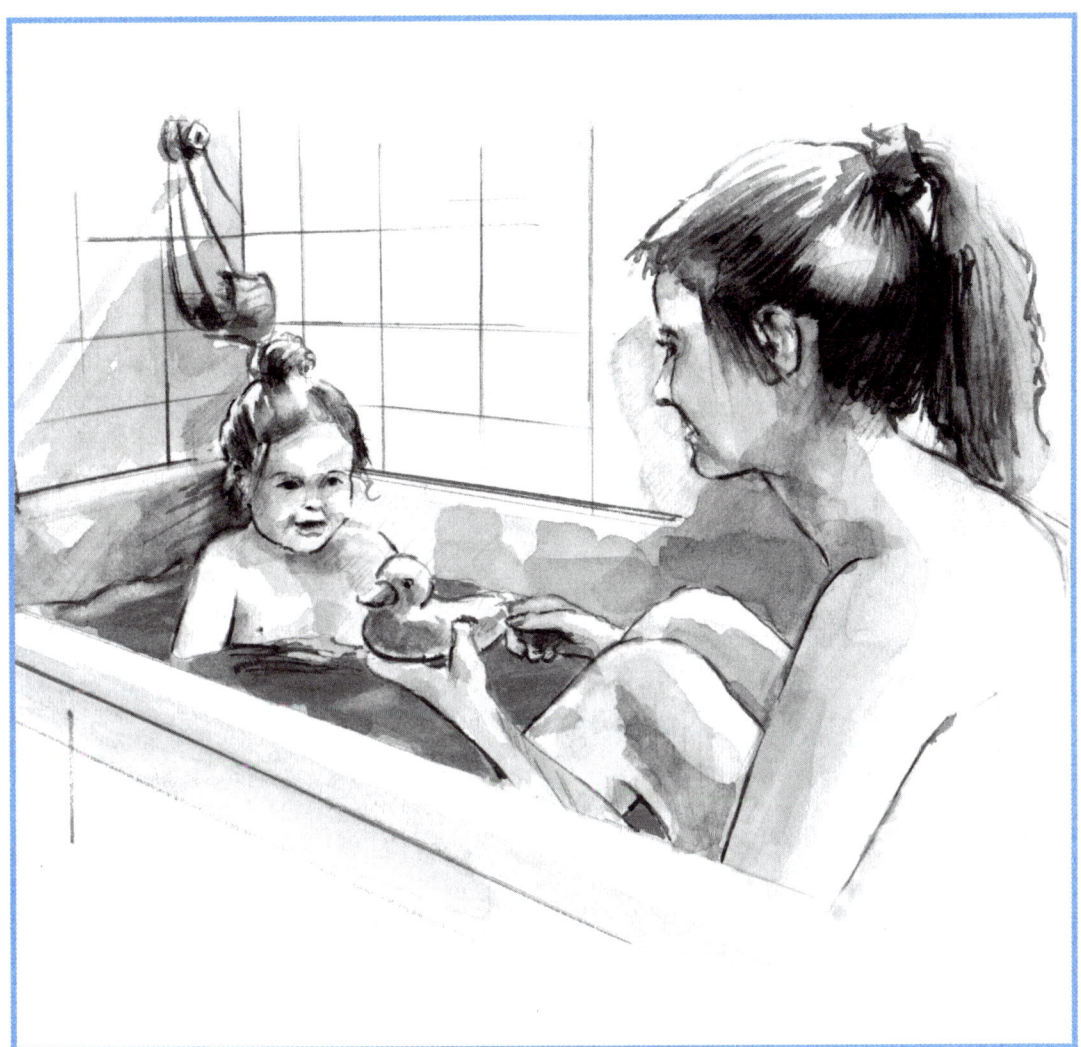

Nutzen Sie pflegende und therapeutische Vollbäder auch ganz bewußt als Möglichkeit zur Entspannung

PSORIASIS UND DIÄT

**Die typische
Psoriasisdiät
gibt es nicht**

Wir leben im Zeitalter der tausend Diäten. Je nach Mode (also annähernd jedes Jahr) ändern sich auch die Diätformen; einen medizinisch-ernährungswissenschaftlichen Sinn haben aber die wenigsten.

So ist auch eine typische Diät zur Behandlung der Schuppenflechte nicht bekannt, obwohl immer wieder verschiedenste Diätformen empfohlen werden, die zu einer Besserung der Schuppenflechte geführt haben sollen.

Ganz abgesehen vom Fehlen vergleichender wissenschaftlicher Untersuchungen muß immer mit bedacht werden, daß ein Schuppenflechteschub immer wieder auch ohne erkennbare Gründe plötzlich eine Rückbildung erfährt.

Beachten wir die Hinweise, daß während wirtschaftlicher Notzeiten die Schuppenflechte angeblich seltener auftrat oder eine vormals bekannte Schuppenflechte sich zurückbildete, so wäre zum Beispiel an eine kalorienarme Diät zu denken. In diesem Zusammenhang existieren Mitteilungen und Erfahrungsberichte, daß bei zunehmendem Körpergewicht eine Tendenz zur Verschlechterung einer Schuppenflechte besteht.

Der Konsum größerer Mengen Alkohol scheint sich gleichfalls ungünstig auszuwirken, zum einen aufgrund des hohen Energieangebotes, zum anderen wegen der auf längere Sicht zu erwartenden Stoffwechselveränderungen, vor allem durch eine Schädigung der Leber.

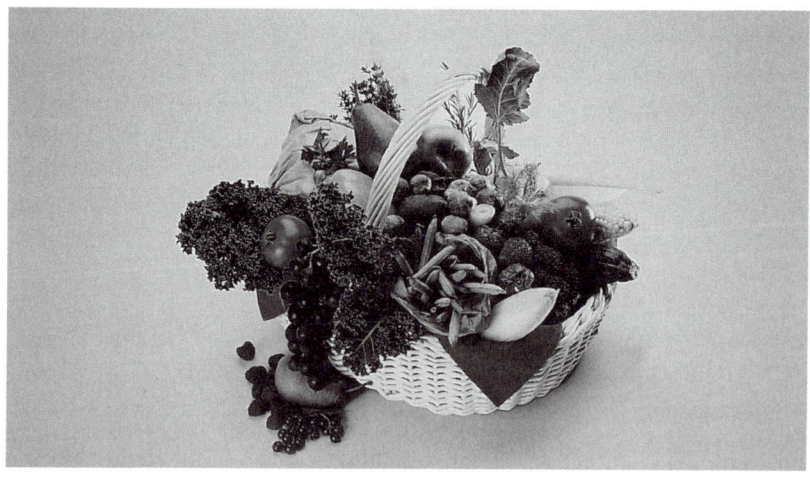

KLIMATHERAPIE

Die moderne Klimabiologie unterscheidet mindestens 8 Klimaelemente mit Auswirkungen auf den Organismus:

- Sonneneinstrahlung
- Temperatur
- Luftfeuchtigkeit
- Luftbewegung
- Sauerstoffgehalt der Luft
- Chemische Zusammensetzung der Luft
- Ladungsteilchengehalt der Luft
- Elektromagnetische Feldstärke am Ort

Diese meteorologisch bedeutsamen Faktoren wirken über die Haut, den Atmungstrakt, die Augen und das zentrale Nervensystem auf den menschlichen Organismus ein. Sehr viele unter Ihnen, die sich in diesen Gebieten einmal etwas länger aufgehalten haben, werden die wohltuenden Auswirkungen dieser Reizklimata schon am eigenen Leib erfahren haben.

AM MEER

Die heilsame Wirkung des Klimas an der Meeresküste, in Deutschland vor allem auf den verschiedenen Nordseeinseln, beruht auf folgenden Komponenten:

- Die spezifische physikalische, chemische und elektrische Zusammensetzung der Luft an der Meeresküste
- Schnell wechselnde Umweltreize mit unterschiedlichen Schwankungsstärken, die den allgemeinen Reizpegel erhöhen
- Fehlen von wohnort- und industriespezifischen Luftschadstoffen

Speziell am Strand und in der Brandungszone wirken folgende Faktoren besonders wohltuend:

- Die Gischt der Meeresbrandung und der Wind erfrischen und kühlen auf prickelnde Weise die Haut
- Die schwach sauer wirkende hohe Luftfeuchtigkeit, der hohe Anteil von Spurenelementen wie Jod und Magnesium und die Sauberkeit der Luft (keine allergieauslösenden Stoffe, keine Staubbelastung) wirken belebend auf den Organismus
- Die intensive Sonneneinstrahlung und der hohe Anteil reflektierter Strahlung aus der Umgebung (Sandstrand und Wasseroberfläche) wirken auch bei bedecktem Himmel wie eine natürliche Strahlenbehandlung im Freien

Behandlungserfolge: In der strahlungsreichen Zeit wurden bei der Behandlung von Psoriatikern im Nordseeklima gute Ergebnisse erzielt. Nach einer einmaligen Klima-

Ein gesundheitlich positives Reizklima findet man vor allem auf den Nordseeinseln und im Hochgebirge oberhalb von 1500 Metern über dem Meeresspiegel

therapie waren bei 90 % der Patienten die Hauterscheinungen vollständig verschwunden, bei den restlichen 10 % waren die Herde deutlich kleiner geworden.

Die Hälfte der untersuchten Psoriatiker blieb anschließend 9 1/2 Monate oder länger von Rückfällen verschont.

Nach mehrmaliger Klimatherapie an der See blieben 60 % der untersuchten 200 Patienten zwischen 6 Monaten und 3 Jahren erscheinungsfrei.

Günstige Behandlungsergebnisse wurden auch an der Schwarzmeerküste, auf den Kanarischen Inseln, am Toten Meer und an der Adriaküste erzielt. Die in diesen Gebieten herrschenden Temperaturen von zum Teil über 50 °C werden aber von den Patienten als sehr belastend empfunden. Zusätzlich handelt es sich zum Teil um Krisengebiete, so daß es zu Schwierigkeiten mit der Reiseversicherung kommen kann. Aufgrund der ausgeprägten Umstellung nach der Rückkehr scheint es hier auch häufiger zu Rückfällen zu kommen.

Aufenthalte in diesen Gebieten können allerdings nicht mit der wesentlich umfassenderen und erfolgreicheren Behandlung und Betreuung der Psoriatiker in den Hautkliniken an der Nordsee konkurrieren.

Im Hochgebirge

Die gute Wirkung des Hochgebirgsklimas (oberhalb von 1500 Metern über dem Meeresspiegel) beruht auf den folgenden Faktoren:
■ Die spezifische physikalische, chemische und elektrische Zusammensetzung der Luft in Hochgebirgslagen
■ Schnell wechselnde Umweltreize (wechselhaftes Klima) mit unterschiedlichen Schwankungsstärken, die den allgemeinen Reizpegel erhöhen.
■ Fehlen von wohnort- und industriespezifischen Luftschadstoffen

Im Hochgebirge tragen mehrere Faktoren zu einem positiven Einfluß auf die Schuppenflechte bei:
■ Verringerter Sauerstoffgehalt der Luft (Sauerstoffpartialdruck in 2000 m Höhe gegenüber Meereshöhe um etwa 19 % reduziert)
■ Verringerter Dampfdruck (in 2000 m Höhe gegenüber Meereshöhe um etwa 50 % reduziert)
■ Abnahme der durchschnittlichen Lufttemperatur um 6,5 °C je 1000 Höhenmeter, dadurch oberhalb von 1200 Metern keine schwülen Wetterlagen mehr
■ Das besondere Strahlenklima: Längere Sonnenscheindauer im Herbst und Winter oberhalb von 800 Metern über dem Meer.
Wegen der geringeren Absorption durch die Atmosphäre eine um bis zu 100 % erhöhte Globalstrahlung. Globalstrahlung mit einem höheren relativen Anteil der bei der Psoriasistherapie besonders wirksamen

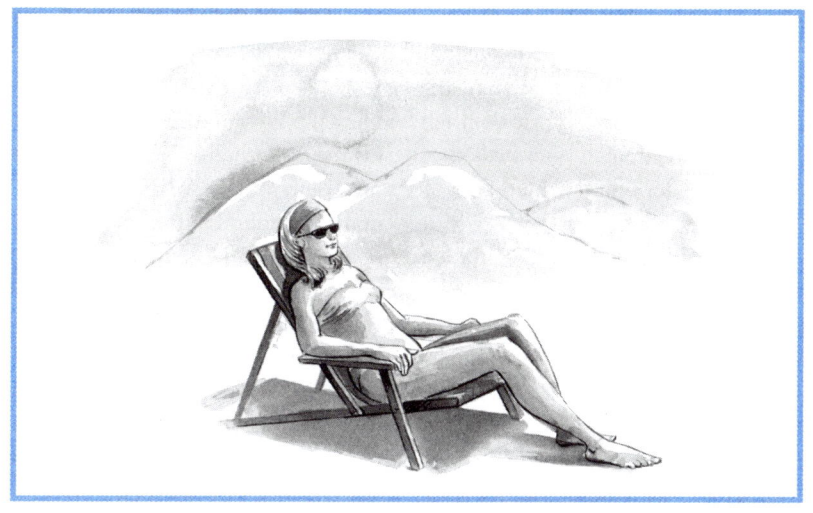

Das Reizklima im Hochgebirge wirkt sich besonders günstig auf die Behandlung der Psoriasis aus

Strahlungsanteile zwischen 290 und 350 nm Wellenlänge (UV-B und kurzwelliger Bereich des UV-A)

Eine besonders wirkungsvolle Kombination von geringer UV-B- und starker UV-A-Strahlung findet man nur in Hochgebirgslagen, nicht jedoch in Tieflagen, wo auch eine natürliche Lichttherapie durchgeführt wird. In wissenschaftlichen Untersuchungen kam man zu dem Ergebnis, daß beim Einsatz der natürlichen Höhenstrahlung in Davos im Vergleich mit der Ebene oder künstlichen UV-B-Strahlern nur ein Dreißigstel der UV-B-Strahlendosis benötigt wird, um sehr gute Rückbildungen der Schuppenflechte zu erzielen. Das bedeutet eine deutlich geringere Strahlenbelastung für die Haut!

Behandlungserfolge: In den Jahren 1961–1983 wurden 5000 Psoriasispatienten zur Hochgebirgsklimatherapie nach Davos überwiesen. Nach der Behandlung verließen 95 % von ihnen die Klinik erscheinungsfrei oder mit einem wesentlich gebesserten Hautbild. Die Wirksamkeit der Behandlung läßt nach mehreren Aufenthalten nicht nach, sie verbessert sich eher noch. Gut 27 % der Patienten blieben nach der ersten Behandlung 4–7 Monate lang erscheinungsfrei, gut 25 % sogar 8–12 Monate.

Patienten mit besonders starkem Krankheitsverlauf berichten immer wieder, daß künstliche UV-Bestrahlungen am Heimatort langsamer Wirkung zeigten und nicht so lange vorhielten wie die Sonnentherapie im Hochgebirge. Ein deutlicher Prozentsatz von Psoriatikern, die zu Hause nur ungenügend oder gar nicht auf die Bestrahlungstherapie ansprachen, konnte in Davos gute Rückbildungsergebnisse verzeichnen. Es ist also das besondere Zusammenspiel der klimatischen Reizfaktoren in der Hochgebirgslage, das den Behandlungserfolg ausmacht.

Die Sonnentherapie ist in Höhen über 1500 Meter besonders wirkungsvoll und schonend

PSYCHOTHERAPIE UND ENTSPANNUNG

Die Psychotherapie verfolgt bei Menschen mit Psoriasis folgende Ziele:

■ Die Betroffenen müssen sich damit arrangieren, daß ihre Erkrankung chronisch, daß sie ein Teil ihrer Persönlichkeit ist. Sie müssen einsehen, daß es eine endgültige Heilung nicht gibt, sondern daß man nur die Symptome behandeln kann.

■ Seelische Krisen (z. B. Tod des Partners, Scheidung, Arbeitslosigkeit etc.), die einen Schuppenflechteschub auslösen oder das Hautbild erheblich verschlechtern können, sollen verarbeitet und erfolgreich überwunden werden.

■ Depressive Stimmungen und die Tendenz zur gesellschaftlichen Isolierung sollen beseitigt werden.

Da das seelische Gleichgewicht und das geistige Befinden eines Psoriatikers nachweisbare Einflüsse auf das Krankheitsbild haben, sind Methoden wie Gestalttherapie, Verhaltenstraining, Sensibilisierung, autogenes und Jacobson-Training, Yoga und Meditation geeignet, den Zustand der Haut positiv zu beeinflussen und die Lebensfreude der Betroffenen zu erhöhen. Zum Erlernen dieser Techniken haben sich von Fachkräften geleitete Kurse während einer stationären Psoriasistherapie sehr bewährt, da die Patienten hier nicht von Alltagssorgen bedrängt werden. Sie haben die Zeit und Ruhe, die sie brauchen, um sich auf sich selbst konzentrieren zu können.

Aber auch im Alltag hat sich die regelmäßige Teilnahme an entsprechenden Kursen, die von Krankenkassen und Volkshochschulen angeboten werden, als begleitende Maßnahme sehr bewährt.

DIE PSORIASIS VULGARIS IM KINDESALTER

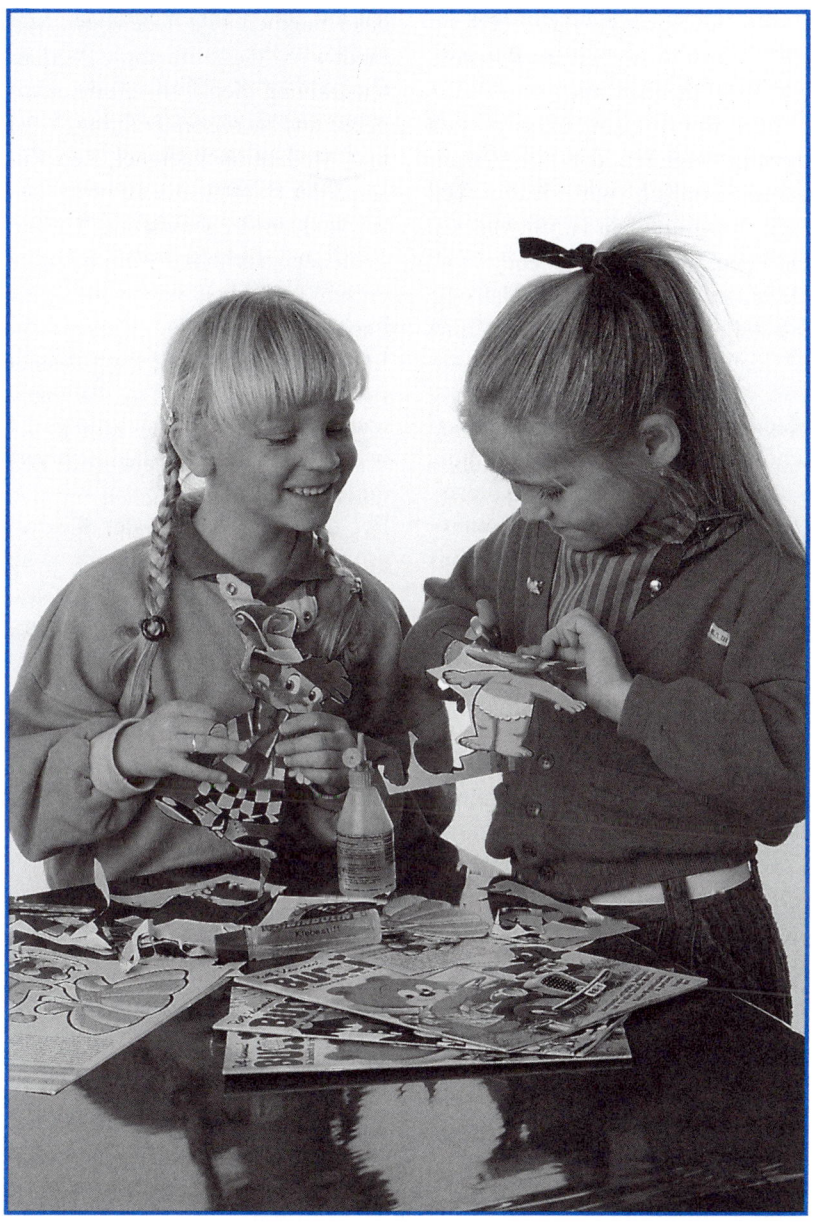

In der Kindheit werden die Weichen fürs Leben gestellt. Deshalb ist die psychologische Betreuung für junge Psoriatiker, die die Schuppenflechte als Teil ihres Lebens akzeptieren müssen, besonders wichtig

Ein typischer Fall:

Doktor M. ist Arzt für Hautkrankheiten und hat eine Praxis in einer größeren Stadt.

Zu seinen Patienten gehört Familie N., die Eltern Richard und Renate mit ihren Kindern Frank (14) und Anita (12).

Herr N. hat eine Psoriasis. Dank regelmäßiger Behandlung und vernünftiger Lebensführung hat er diese gut im Griff und fühlt sich in seinem Beruf als Maschinenbauingenieur nicht beeinträchtigt. Seine Frau Renate, eine Verwaltungsangestellte, ist gesund. Auch Sohn Frank ist gesund. Tochter Anita dagegen hat Schuppenflechte, sehr zu ihrem und der Familie Leidwesen. Für ein heranwachsendes junges Mädchen bringt die Krankheit schon besondere Probleme mit sich, wie wir uns alle vorstellen können. Die ersten Krankheitserscheinungen – Hautrötung mit Schuppenbildung – waren im Alter von 9 Jahren aufgetreten, kurze Zeit nach einer fieberhaften Mandelentzündung. Die Behandlung zeigt dank der positiven und hilfreichen Einstellung der gesamten Familie und dank der vielschichtigen Behandlung durch den Arzt gute Erfolge.

Vor einem Jahr schickte Doktor M. Anita für 6 Wochen nach Davos in die Kinderabteilung der Klinik für Dermatologie und Allergie, wodurch eine wesentliche Besserung eintrat.

Neben der individuellen Behandlung jedes Psoriasiserkrankten führt Doktor M. in regelmäßigen Abständen zu abendlicher Stunde Gruppenberatungen für Psoriasiskranke durch, an denen auch Familie N. teilnimmt. Dies hat für alle Beteiligten Vorteile:

Unter den Patienten entsteht bei kundiger Anleitung eine lebhafte, aufgelockerte Diskussion. Hemmungen werden abgebaut (man ist ja unter sich), Erfahrungen ausgetauscht, alle erhalten nützliche Tips und Hinweise.

Der Mediziner erfährt von den Teilnehmern in konzentrierter Form, wo Probleme auftauchen und bestehen. Er erhält wertvolle Informationen, die er für seine gesamte Patientenschaft nutzen und zusammen mit seinem Wissen und Können praktisch umsetzen kann.

Überdies erleichtert es seine Arbeit, daß er mehreren seiner Patienten und deren Eltern gleichzeitig die wichtigen Grundinformationen vermitteln kann.

Bei der Besprechung der Kinderpsoriasis zieht er eventuell auch einen Berufsberater, einen mit Schülerpsoriasis befaßten Pädagogen und bei Bedarf auch eine Kindergärtnerin hinzu.

Der Arzt wird an mehreren Gruppenabenden die Schuppenflechte unter Berücksichtigung der Kinderpsoriasis unter vielen Gesichtspunkten besprechen.

HÄUFIGKEIT UND AUSLÖSEFAKTOREN

Neben der Neurodermitis constitutionalis atopica ist die Schuppenflechte die zweithäufigste chronische Hauterkrankung bei Kindern; Grund genug, daß sich neben Haut- und Kinderärzten auch Allgemeinärzte eingehend mit ihr befassen.

Erfreulicherweise wird der Kinderpsoriasis zunehmend Aufmerksamkeit geschenkt und die Notwendigkeit einer möglichst früh einsetzenden umfassenden Behandlung unter Einbezug der Klimatherapie (insbesondere der Hochgebirgs-Klimatherapie) erkannt.

Seit Bestehen der dermatologisch-allergologischen Kinderabteilung in Davos wurden dort im Zeitraum von 1979 bis 1991 102 Kinder mit Psoriasis behandelt, 60 Mädchen und 42 Jungen (Geschlechterverhältnis von 1,4 : 1). Die Zahl der gleichzeitig behandelten Kinder hat sich in dieser Zeit ständig erhöht, was für die besondere Verträglichkeit und Wirksamkeit der Klimatherapie im Hochgebirge spricht.

Beim Neugeborenen bzw. Säugling ist die Psoriasis äußerlich zunächst noch nicht erkennbar. Es bedarf – wie bereits erwähnt – später mehr oder weniger zufällig auftretender Auslöser oder manifestierender Faktoren, um die Hauterscheinungen hervorzurufen.

Man spricht auch von der psoriatischen Reaktion durch den inneren Krankheitsdruck.

Speziell für das Kindesalter spielen eine Rolle:

■ Innere Erkrankungen:
Fieberhafte, besonders grippale Infekte im weitesten Sinne
Allgemeine und örtliche Infektionskrankheiten, besonders Infektionen der Nebenhöhlen und Mandelentzündungen

■ Operative Eingriffe:
Blinddarmentzündung etc.
Unfälle aller Art mit Operationen

■ Unfälle ohne Operationen:
Im Kindesalter besonders häufig Verbrühungen und Sportunfälle

■ Jahreszeitliche Einflüsse:
Erste Krankheitszeichen besonders im Frühjahr, Herbst und Winter, weniger oder kaum im Sommer

■ Hormonelle Einflüsse:
Eintritt in die Pubertät

■ Streß:
Besonders seelischer, aber auch körperlicher Art. Hierzu sind besonders familiäre Schwierigkeiten und Streitigkeiten, Ängste, Schulstreß, Prüfungsängste, Arbeitslosigkeit in der Familie sowie Todesfälle in Familie und Verwandtschaft zu zählen.

■ Sonnenbrand:
Die natürliche Sonnentherapie gehört einerseits zur Psoriasisbehand-

lung, andererseits kann aber eine zu intensive Besonnung über einen Sonnenbrand den ersten Psoriasisschub hervorrufen.

■ Ernährung:
Gerade bei Teenagern kann es während einer raschen Gewichtszunahme oder bei beginnendem Alkoholgenuß zu einem ersten Schuppenflechteschub kommen. Fehlernährung (zu viel, zu fett, zu süß oder zu scharf) ist gleichfalls als Auslöser bekannt.

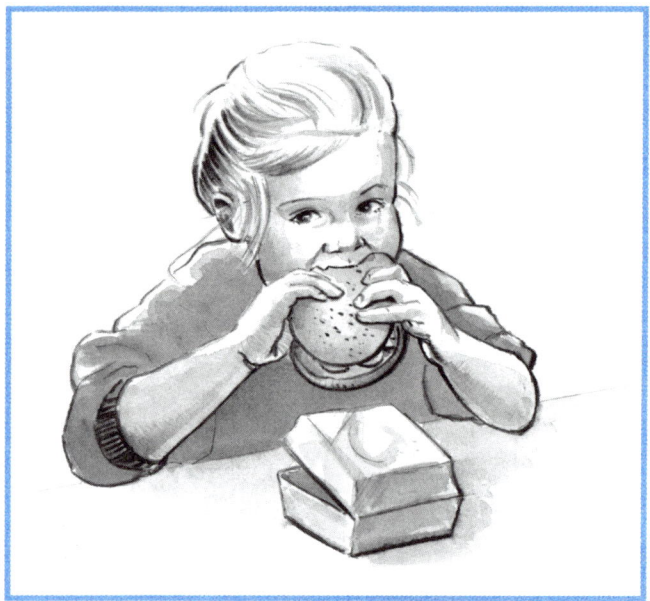

Falsche Ernährung kann einen Psoriasisschub auslösen

■ Allergien:
Nicht selten beobachtet man bei Psoriasispatienten erhöhte Immunglobin-E-Werte. Diese speziellen Antikörper im Blut reagieren besonders auf Pollen, Tierhaare und andere Allergene.
Entgegen unseren Beobachtungen glauben andere Untersucher festgestellt zu haben, daß bei Patienten mit Psoriasis genauso häufig eine Atopie – Allergieneigung – auftritt wie in der Normalbevölkerung.
Auch an Kontaktallergene muß gedacht werden (Jeans-Knöpfe, Modeschmuck, Metallgegenstände mit Nickel).
Allergien, insbesondere auch atopische Neurodermitiden, können die Psoriasis durch Juckreiz, Kratzen und Hautreizung aktivieren und damit Hauterscheinungen fördern.

■ Medikamente:
Arzneimittel kommen im Kindesalter als Auslöser kaum in Frage.

■ Impfungen:
Bei Impfungen, z. B. gegen Tetanus und die sogenannten Kinderkrankheiten, sind Aktivierungen der Psoriasis beobachtet worden.

Interessanterweise sind die aufgelisteten Erstauslöser der Psoriasiserscheinungen im späteren Leben der Betroffenen in gleichem Maße auch die Auslöser von Rückfällen.
Bei gut einem Drittel der Psoriasiserkrankungen bleibt die auslösende Ursache aber unklar, nicht zuletzt, weil der Koebner-Effekt nach mechanischen Reizungen oder die Auswirkungen von starken psychischen Belastungen erst circa 10 bis 12 Tage später auftreten. Das auslösende Ereignis ist dann meist schon vergessen, oder seine Bedeutung wird im Rückblick unterschätzt.
Eine Ausnahme ist ein Schweißbläschenschub an den Händen, der bereits einen Tag nach der Reizung auftritt. Es ist allerdings noch unklar, ob die Bläschenbildung direkt der Psoriasis zuzuordnen ist.

KRANKHEITSBILD

Die Psoriasis ist eine mit Entzündungen der Haut und Schuppenbildung einhergehende chronische Hautkrankheit, die im Kindesalter zunächst mehr ausschlagartig auftritt und oft wie ein seborrhoisches Ekzem aussieht. Ansonsten entspricht die Psoriasis bei Kindern mit zunehmendem Alter weitgehend dem Bild der Psoriasis bei Erwachsenen.

Ausgehend von unseren Erfahrungen mit den stationär behandelten Kindern in Davos können wir feststellen:

■ Die Psoriasis tritt erstmals zwischen dem 1. und 13. Lebensjahr auf, mit einer auffälligen Häufung bei Eintritt in die Pubertät.

■ In etwa 2/3 der Fälle ist als erstes die behaarte Kopfhaut betroffen.

■ Anfangs bestimmt meist die tröpfchenförmige, kleinfleckige Form der Psoriasis das Bild, die oft in Zusammenhang mit lokalen Infektionsherden steht.

■ Juckreiz kommt bei Kindern häufiger vor als bei Erwachsenen.

■ Ausgesprochen selten kommen Nagelbefall (erst nach der Geschlechtsreife), Befall der Genitalien und die pustelförmige Schuppenflechte vor.

■ Selten ist auch die gelenkbezogene Schuppenflechte mit dem typischen Befall der äußeren Finger- und Zehengelenke (rheumatische Erkrankungen müssen durch Bluttests ausgeschlossen werden).

Bei den 102 untersuchten psoriatischen Kindern in Davos fanden wir in 8 Fällen eine Beteiligung der Gelenke, wobei Mädchen deutlich häufiger betroffen waren als Jungen. Mit einer Ausnahme wurde ein Befall der Gelenke immer erst nach dem 6. Lebensjahr festgestellt.

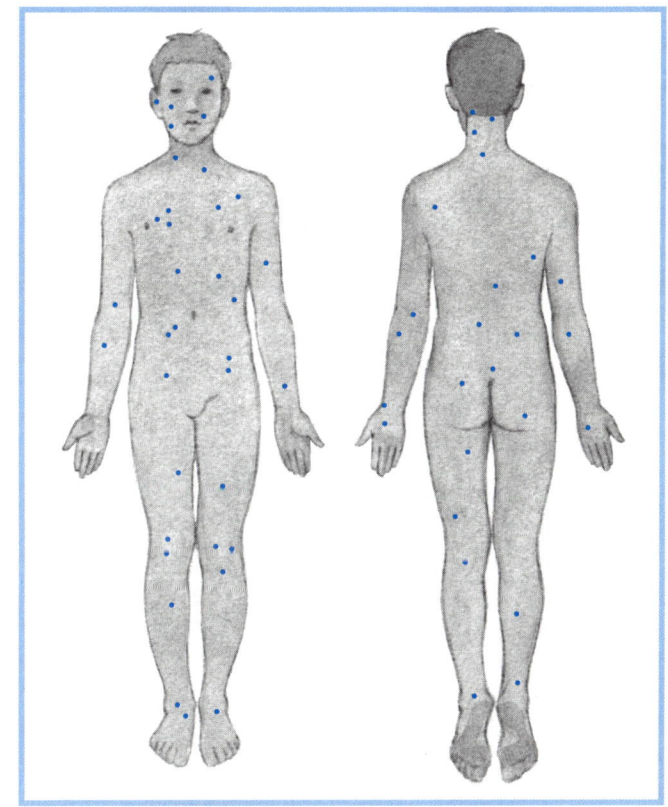

Tröpfchenförmige Schuppenflechte bei Kindern

THERAPIE BEI KINDERN

Die hier vorgestellte Behandlung der Kinderpsoriasis beruht vorwiegend auf den Erfahrungen und Erkenntnissen, die wir in der Klinik für Dermatologie und Allergie in Davos sammeln konnten.

Ein auf mehreren Säulen beruhendes vielfältiges Therapiekonzept hat sich in vielen Jahren gut bewährt.

Im wesentlichen kommt bei Kindern nur eine äußerliche Behandlung in Frage.

Zusammengefaßt beruht die äußere Therapie der Kinderpsoriasis auf folgenden Behandlungsstufen:

1. Abschuppung
2. Akute Behandlung
3. Pflegende Behandlung

Eine genaue Besprechung der verschiedenen Therapiemaßnahmen haben wir ja bereits vorgestellt (siehe Seite 47 ff.). Wir können an dieser Stelle also auf Einzelheiten verzichten.

Kortisonhaltige Präparate sollen grundsätzlich sowenig wie möglich verwendet werden

ABSCHUPPUNG

■ Es werden vor allem salizylsäurehaltige Cremes und Salben (5–10 %ig) auf die betroffenen Hautstellen aufgetragen.

Wäßrige Emulsionen lassen sich aus behaarten Bereichen leichter wieder auswaschen als fettige Cremes.

Eine längere hochprozentige Salizylsäureanwendung auf größeren Hautpartien sollte allerdings nicht durchgeführt werden, da dieses Medikament in den Körper aufgenommen werden und unter Umständen zu Gesundheitsschäden führen kann.

■ Bäder in kochsalzhaltigem Wasser wirken mild abschuppend und sind uneingeschränkt zu empfehlen.

AKUTE BEHANDLUNG

■ Kortisonhaltige Präparate sollen grundsätzlich sowenig wie möglich verwendet werden.

Bewährte Darreichungsformen sind: Hydrokortison und Tioxolon (3–5 %ig) in Cremeform, Flumethason, Teer und Salizylsäure in Salbenform.

Besonders bei hartnäckigen, verdickten Herden helfen Verbände und Folienumschläge mit:

Kortisoncremes mittlerer Konzentration, die 2–3 Tage lang eingesetzt werden, Kortikoid-Salizylsäure-Kombinationen in Salbenform und Kortikoid-Salizylsäure-Kombinationen als Salbe oder Tinktur (besonders für die Gehörgänge).

■ Kortisonfreie Mittel sind unproblematischer. Bewährt haben sich: Cignolin-Harnstoff-Kombinationen in Cremeform (abgestufte Konzentration für schwache, normale und starke Wirksamkeit)

Cignolin (0,5–1 %ig) + Salizylsäure als fertige Spezialsalbe, Teer-Allantoin-Creme,

Salizyl-Diachylon-Salbe, Kombinationen aus Salizylsäure und Steinkohleteerauszügen und Salizylsäure-Harnstoff-Kombinationen als Lotion oder Salbe.

Speziell für die Kopfbehandlung eignen sich:

Lotionen mit Resorcin (3 %ig) und Salizylsäure (2 %ig) und Salizylsäure-Alkohol.

■ Ab einem Alter von 12–14 Jahren können Retinoide (0,05–0,25 %ig als Gel oder Salbe) eingesetzt werden. Eine mit Retinoiden behandelte Haut reagiert empfindlich auf Licht, deshalb sollten Retinoide nur auf abgedeckten Stellen oder nachts aufgetragen werden!

Wird auf Psoriasisherden ein Pilzbefall festgestellt, muß zur Bekämpfung zusätzlich an ein passendes Medikament (Antimykotikum) gedacht werden.

■ Auch bei Kindern und Jugendlichen kann man eine Form der Bestrahlungstherapie und eine Klimatherapie verordnen.

■ Für Kinder ungeeignete Therapieformen

Weitere bei der Psoriasisbehandlung von Erwachsenen übliche externe und interne Therapien kommen wegen der bekannten und möglichen Nebenwirkungen bei noch im Wachstum stehenden Kindern nicht zur Anwendung. Dies sind

■ Oral einzunehmende Retinoide
■ Fumarsäure bzw. -ester (Wirkung noch nicht erwiesen)
■ Zytostatika (Methotrexat)
■ Psoralene (PUVA-Therapie = Empfindlichkeitssteigerung gegenüber UV-Strahlen)
■ Göckerman-Methode (Empfindlichkeitssteigerung durch vorausgehende Teerbehandlung und anschließende UV-Bestrahlung)
■ Cyclosporin A
■ Interferone
■ Arsen (heutzutage nicht mehr gebräuchlich, weder für Kinder noch für Erwachsene)

Neuerdings findet auch Calcipotriol Eingang in die äußerliche Psoriasisbehandlung. Dieses Vitamin-D_3-Derivat reduziert die übermäßige Produktion von Hautzellen, indem es deren zu hohe Teilungsrate erniedrigt. Nach bisherigem Wissen ist die Nebenwirkungsrate gering. Erfahrungen mit der Anwendung bei Kindern liegen aber in größerem Umfang noch nicht vor.

PFLEGENDE BEHANDLUNG

Nach der Abheilung der schuppenden und geröteten Bereiche muß die Haut weiterhin gepflegt werden.

Harnstoffhaltige Präparate: Für jeden Hauttyp (trockene, mittelfette oder fette Haut) gibt es eine große

Auswahl harnstoffhaltiger Zubereitungsformen zur Dauerpflege der Haut. Zum Teil sind diese Präparate als Fertigprodukte mit einem Harnstoffanteil von 3, 10 oder 12 % in den Apotheken erhältlich.

■ Reinigung und Pflege der Haut

Seifen, Duschmittel und Schaumbäder zerstören den Säureschutzmantel der Haut und wirken austrocknend.

Zum Baden sind Öle auf Soja-, Erdnuß- und Mandelölbasis besser geeignet, da sie gleichzeitig reinigend und rückfettend wirken. Zum Waschen empfehlen sich bei der Psoriasis feste oder flüssige Syndets (alkalifreie Waschmittel), die mit einem leicht sauren pH-Wert von ca. 5,5 bis 6,0 recht hautfreundlich sind (pH-Eucerin, Eubos, Sebamed, Satina, Pid, Präcutan u. a.).

Dusch- oder Wannenbäder sollten in jedem Falle durch eine kurze kalte Abduschung beendet werden. Regelmäßiges morgendliches kaltes Duschen (zwischen 6 und 8 Uhr) härtet ab, man wird weniger infektanfällig und mobilisiert auf natürliche Weise körpereigenes Kortison, das wir zum Aufrechterhalten der vielfältigsten Stoffwechselfunktionen benötigen. Das trägt zur günstigen Beeinflussung der Psoriasis bei und fördert deren Heilung. Für Kinder sind ein, maximal zwei Wannenbäder pro Woche (natürlich in Abhängigkeit von Jahreszeit, Verschmutzungsgrad durch Spiel und Sport etc.) normalerweise ausreichend. Sie sollten nicht länger als

20–30 Minuten dauern und vor allem nicht zu heiß (36–37 °C) sein, da zu lange und zu heiße Wasseranwendungen die Fettschicht der Haut abbauen und damit zu verstärkter Hautaustrocknung führen. Zur körperlichen Hygiene gehört selbstverständlich auch das tägliche Waschen oder Duschen, wiederum nicht zu lang und zu heiß.

Nach dem Baden, Duschen oder Waschen ist der beste Zeitpunkt für die Hautpflege bzw. die Behandlung der Psoriasisherde. Folgende Faustregeln sollten auch Kinder schon frühzeitig erlernen:

■ **Zu trockene Haut** erfordert Cremes oder Salben. Sie sind immer sehr dünn aufzutragen, denn sonst wird die Haut überfettet oder gleichsam „versiegelt". Staut sich der Schweiß unter der Fettschicht, besteht die Gefahr zusätzlicher Hautinfektionen durch Bakterien oder Hautpilze. Das zu dicke Auftragen der Salben verschmutzt außerdem nur unnötig die Wäsche.

■ **Beim weniger fetten Hauttyp** oder bei mittelgradig gefetteter Haut kommen vorrangig Lotionen oder Cremes zur Anwendung.

■ **Bei fetter (seborrhoischer) Haut** wird man eine Lotion oder eine Milch (d. h. stark wasserhaltige Zubereitungen) einsetzen.

Die pharmazeutische Industrie bringt immer mehr Hautpflegeprodukte in immer feineren Kombinationen auf den Markt.

Damit hat man die Möglichkeit, die äußerliche Pflege und Behandlung dem momentanen Hautzustand maßgeschneidert anzupassen, denn

Seifen, Duschmittel und Schaumbäder zerstören den Säureschutzmantel der Haut und wirken austrocknend

bekanntlich kann durch jahreszeitliche und viele andere Einflüsse (Beruf, Streß, Flüssigkeits- und Salzzufuhr, Regelzyklus u. a.) die Hautqualität sehr variieren.

Bei der Pflege der unmittelbar auf der Haut getragenen oder die Haut berührenden Wäsche (Unterwäsche, Nachtwäsche, Hemden, Blusen, Socken, Hosen, Bettwäsche usw.) ist darauf zu achten, daß keine basischen Waschmittelreste zurückbleiben. Sie erzeugen beim Tragen gleichsam einen basischen Film auf der Haut, zerstören den Säureschutzmantel der Haut und erzeugen Hautreizungen. Zur Neutralisation der Waschlauge hat sich seit alters her die Zugabe von 1–2 Eßlöffeln normalen Speiseessigs ins letzte Spülwasser bewährt.

Die Haare sollten immer möglichst kurz geschnitten werden. Luft und

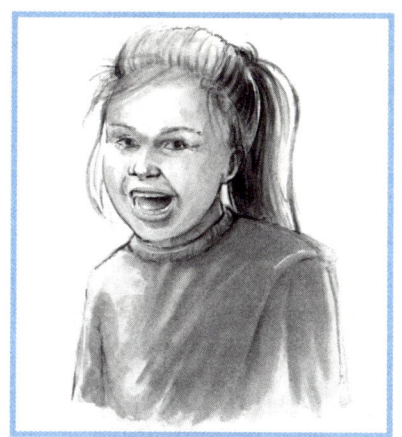

Sonne können am problematischen Haaransatz an Stirn, Nacken und Ohren besser einwirken und die Abheilung fördern. Überdies gestaltet sich die Behandlung des behaarten Kopfes so wesentlich einfacher. Mädchen können die Haare auch hochstecken.

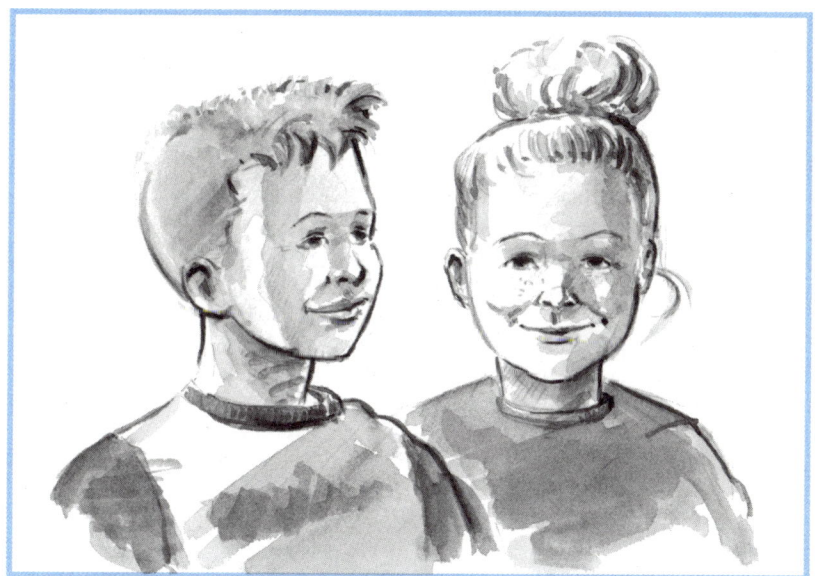

Attraktive Kurzhaarfrisuren und hochgesteckte Haare lassen Licht und Luft an die Kopfhaut

PSYCHOTHERAPIE

Die Haut ist das sofort sichtbare Kontaktorgan zu den Mitmenschen und bestimmt dadurch entscheidend alle sozialen Kontakte

Eine wichtige Säule in der Psoriasisbehandlung stellt die Psychotherapie dar. Die direkte psychotherapeutische Behandlung wird erst ab einem Alter von 10–12 Jahren zum Einsatz kommen. Vorher kann nur über Familientherapie oder Selbsthilfegruppen über die Eltern indirekt auf die Kinder Einfluß genommen werden. Je frühzeitiger die Kinder über die Krankheit als solche, über die vielfältigen Faktoren, die einen Psoriasisschub auslösen und verlängern können und über die Behandlungs- und Pflegemaßnahmen aufgeklärt werden, um so besser werden diese Kenntnisse im Unterbewußtsein verankert und desto länger bleiben sie erhalten. Das verpflichtet zu einer altersgerechten Aufklärung, die die Kinder gleichsam spielerisch erlernen. Auf dieser Grundlage kann man im späteren Kindesalter mit den jungen Patienten ein Anti-Streß-Programm entwickeln und praktizieren, das nicht zuletzt die vertrauensvolle und konstruktive Zusammenarbeit von Patienten und behandelndem Arzt fördert.

Der psychisch belastendste Aspekt der Schuppenflechte ist sicherlich die gesellschaftlich enorm wichtige Bedeutung einer makellosen Haut, für junge Mädchen vielleicht noch bedeutsamer als für Jungen.

Die Haut ist das sofort sichtbare Kontaktorgan zu den Mitmenschen und bestimmt dadurch entscheidend alle sozialen Kontakte. Eine für alle sichtbare „unsaubere Haut" beeinträchtigt und belastet spätestens ab der Pubertätsphase die seelische Entwicklung und Stabilität jedes Jugendlichen.

Bei Kindern besteht die Gefahr der Ablehnung durch Schulkameraden oder gar durch die Familie selbst.

Falsch sind übermäßiges Mitleid und ein Übermaß an Zuwendung. Sie als Eltern müssen lernen, ihr Kind mit der Psoriasis zu akzeptieren, und das Kind muß lernen, mit der Schuppenflechte zurechtzukommen. Das erfordert Einfühlungsvermögen und Selbstüberwindung. Man kann den Kindern nicht früh genug beibringen, daß sie durch regelmäßige medizinische Behandlung und eigene pflegerische Maßnahmen in die Lage versetzt werden, einen möglichst guten Hautzustand zu erreichen.

KLEIDUNG

Für Kinder sind Kleidungsstücke aus reiner Baumwolle, Zellwolle, Leinen und später auch Seide am geeignetsten, die viel Bewegungsfreiheit zulassen.

Die Kleidung soll weit geschnitten, bequem und leger sein. Sehr eng anliegende Kleidungsstücke aus besonders festen oder groben Stoffarten, z. B. enge Jeans, scheuern auf der Haut und reizen sie unnötig. Sehr vorsichtig sollte man auch bei engen Kragen an Hemden oder Rollkragenpullovern sein.

Das Schuhwerk soll möglichst aus Leder oder Leinen bestehen. Im Sommer sind offene Ledersandalen genau richtig.

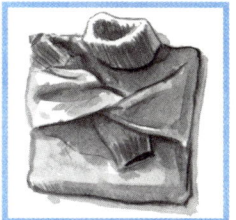

Hohe Turnschuhe, in denen die Füße stark schwitzen, sollten höchstens beim Sport getragen und danach sofort wieder ausgezogen werden.

Auch wenn sich die Kinder und Jugendlichen aus modischen Gründen anfangs nicht mit dieser Bekleidung anfreunden können, werden sie doch bald aus eigener Erfahrung merken, daß sie durch die Befolgung der wenigen Richtlinien zur optimalen Verfassung ihrer Haut beitragen können.

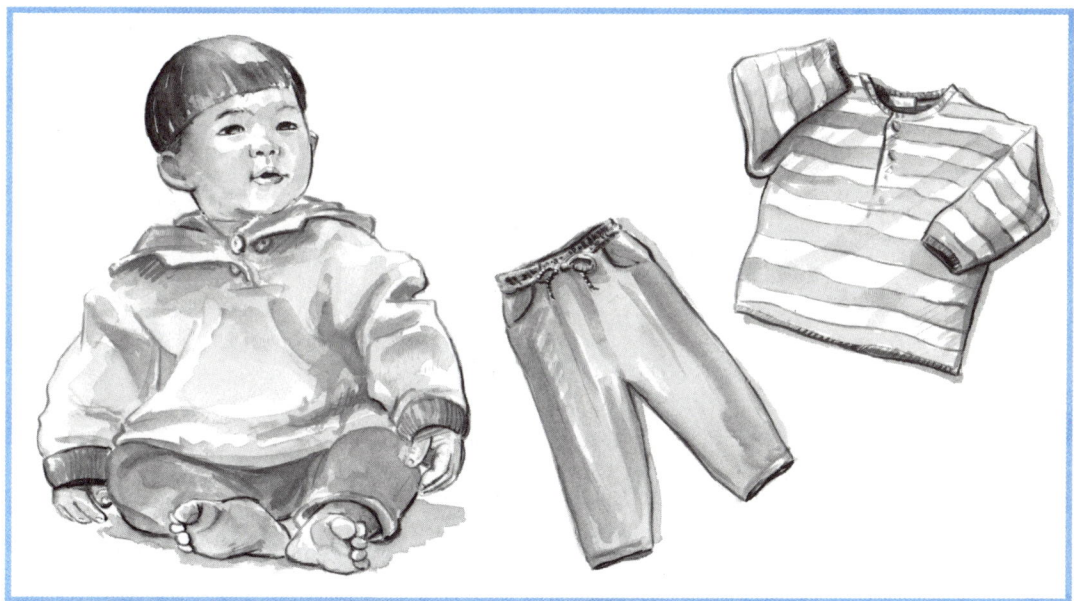

Weite Kleidungsstücke aus glatten Naturtextilien sind am besten

KÖRPERLICHES TRAINING

Sport und körperliche Betätigung sind immer zu empfehlen. Vor allem Kinder mit einem eher kompakten, gedrungenen Körperbau sollten sich früh daran gewöhnen, regelmäßig Sport zu treiben, da sie später sonst leicht Übergewicht ansetzen.

Wie bei Kindern mit Neurodermitis kommt es nicht auf stressende Höchstleistungen an, sondern auf leichtere Dauerleistungen, die die Ausdauer trainieren, und auf die Freude an der Bewegung. Für welche Sportart sich die Kinder oder Jugendlichen entscheiden, ist von untergeordneter Bedeutung, solange die Haut nicht besonders strapaziert wird (z. B. durch einen engen Fechtanzug).

Regelmäßiger Sport und eine vollwertige, gesunde Ernährung tragen zum Erhalt des Normalgewichts auch im fortgeschrittenen Alter bei. Sport und Spiel fördern besonders das Selbstwertgefühl und die Freude am Leben, wenn die Kinder beweisen können, daß sie auch zu guten sportlichen Leistungen fähig sind und nicht abseits stehen müssen. Das trägt zu einer stabilen, ausgeglichenen Psyche bei.

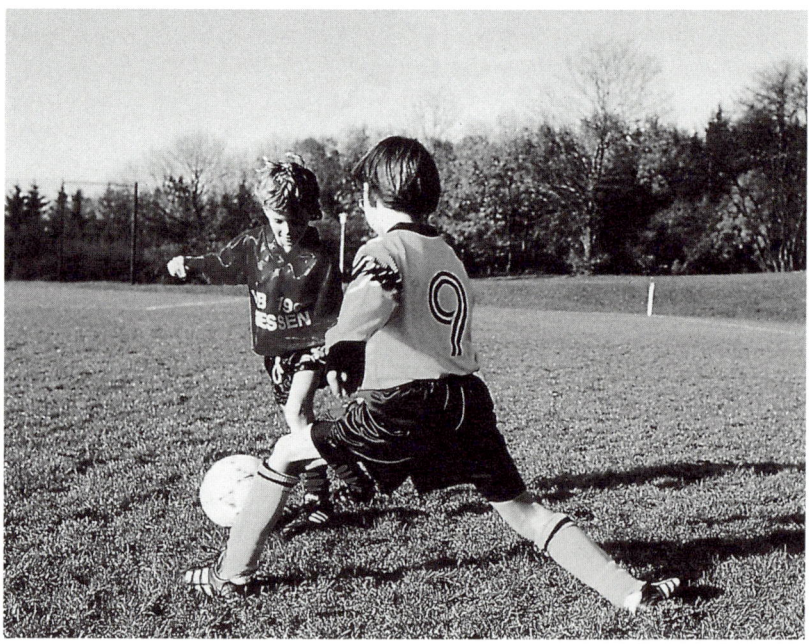

Mannschaftssport fördert das Selbstwertgefühl der Kinder

KINDERGARTEN UND SCHULE

Die verantwortlichen Kindergärtnerinnen und Lehrer müssen über die Stoffwechselerkrankung Schuppenflechte unterrichtet sein. Sie sollten vor allem wissen, daß die Psoriasis unter keinen Umständen ansteckend ist.

Die vermeintliche Ansteckungsgefahr veranlaßt die Eltern anderer Kinder nicht selten zu falschen und unberechtigten Anschuldigungen. Sie verbieten ihren Kindern manchmal sogar jeden Kontakt mit dem psoriatischen Mädchen oder Jungen, wodurch diese in eine soziale Abseitsstellung gedrängt werden.

Die betreuenden Pädagogen tragen eine ganz besondere Verantwortung dafür, daß Kinder mit Schuppenflechte akzeptiert, in die Gemeinschaft aufgenommen und integriert werden. Nur so können sie sich langfristig wohl fühlen und mit ihrer Erkrankung leben.

In einem Klinikkindergarten oder in von den Eltern organisierten Spielgruppen lernen Kleinkinder ganz unbewußt, daß auch andere Kinder mit dieser Erkrankung fertig werden und leben können. So wird von frühester Jugend an die Persönlichkeitsentwicklung gefördert. Das beugt am wirkungsvollsten der Gefahr gesellschaftlicher Ausgrenzung vor.

Rasch werden dabei auch Freundschaften geschlossen, die das eigene

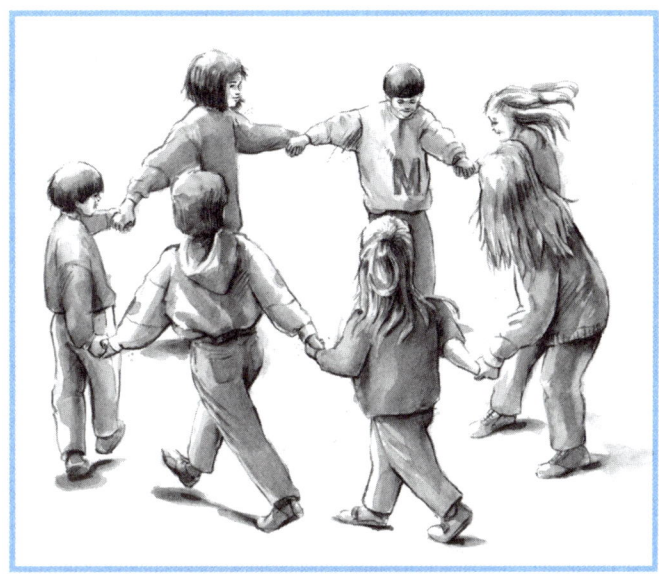

Berührungsängste abbauen durch Gruppenspiele

Leid vergessen helfen und die oft lange über die Zeit von Klinikaufenthalt oder Spielgruppe hinaus erhalten bleiben.

Im Schulalter wird die Krankheit bereits sehr bewußt erlebt. Der ganzjährige, von der Klinik in Davos unterhaltene Schulbetrieb macht eine stationäre Behandlung von den Schulferien unabhängig. Die Kinder werden nach den Lehrplänen der einzelnen Bundesländer unterrichtet, sie bleiben in ihrem Lernprozeß auf dem laufenden und kommen nach der stationären Entlassung daheim schulisch nicht ins Hintertreffen.

BERUFSWAHL

In den Eingangsuntersuchungen von Bundesbahn, Polizei, Bundeswehr und im Gesundheitsdienst kann die Schuppenflechte ein Ablehnungsgrund sein

Nicht selten ergibt sich der spätere Beruf aus vorhandenen natürlichen Begabungen, Fähigkeiten und Interessen, die ihren Ausdruck schon sehr früh in Hobbys finden. Solche Aktivitäten und schöpferischen Tätigkeiten sind unbedingt förderungswürdig, tragen sie doch dazu bei, das Selbstwertgefühl des Kindes zu heben. Das wiederum führt häufig zu einer Besserung des Hautzustandes.

In der Familie, im Kindergarten und in der Schule sollten diese Entwicklungstendenzen aufmerksam verfolgt werden, da sie später wichtige Hinweise für die Wahl einer Ausbildung, eines Studiums und letztlich eines Berufes geben können. Streben die Jugendlichen einen mit der Psoriasis nicht zu vereinbarenden Beruf an, kann man sie rechtzeitig anregen, sich nach Alternativen zu erkundigen, die gleichermaßen ihren Neigungen entsprechen. So kann man teure, für die Betroffenen enttäuschende und frustrierende Irrwege bei der Ausbildung von vornherein verhindern.

Insgesamt ist man bei der Berufswahl von jungen Psoriatikern weniger eingeschränkt als bei der Neurodermitis, bei der vor allem auch allergieauslösende Substanzen bedacht werden müssen.

Die wichtigsten Gründe für die Berufswahl müssen immer die persönlichen Neigungen, Vorlieben und Fähigkeiten sein. Ein Beruf, der keinen Spaß macht, ist auf Dauer sinnlos. **Zwei Aspekte** müssen Psoriatiker bei der Berufswahl jedoch besonders beachten:

1. Von außen einwirkende Reizfaktoren müssen soweit wie möglich vermieden werden. Dazu gehören:

■ Starke mechanische Beanspruchung der von der Psoriasis betroffenen Hautgebiete (z. B. bei Fliesenlegern, Bauarbeitern etc.)

■ Chemische Belastung der Haut (z. B. durch regelmäßiges Waschen mit scharfen Reinigungs- oder Desinfektionsmitteln, den Umgang mit

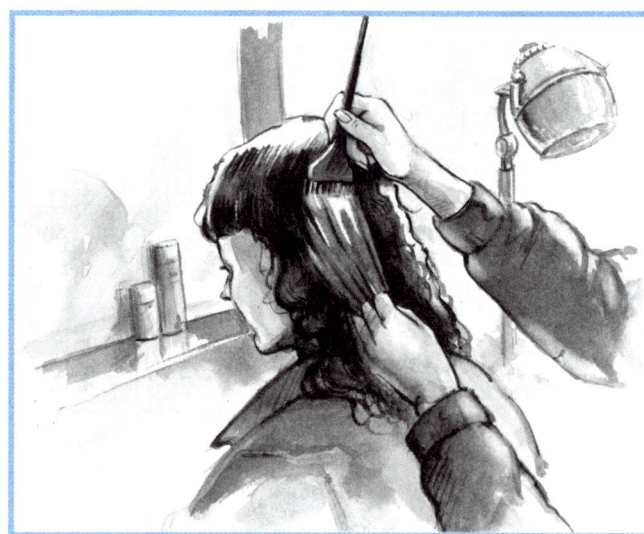

Berufe, in denen man häufig mit Chemikalien in Kontakt kommt, sind nicht zu empfehlen

Lösungsmitteln, Säuren, Laugen, Bleichmitteln oder anderen aggressiven Chemikalien)
- Ständige Nässe und scheuernde Kleidung (z. B. durch starkes Schwitzen in engsitzenden Schutzanzügen, in Schutzhandschuhen oder unter Helmen)
- Schwere körperliche Arbeit bei Psoriasis mit Gelenkbeteiligung

2. Ästhetische Gründe können bei Berufen mit Publikumsverkehr zu großen Problemen führen, da Laien alle Hautveränderungen zunächst als unhygienisch, ansteckend und abstoßend empfinden. Hier sind Tätigkeiten wie Mannequin, Verkäufer/in, Kellner/in, Steward/eß, Koch/Köchin usw. zu nennen.

Vor der endgültigen Entscheidung bei der Berufswahl sollten Psoriatiker also den langjährigen Hausarzt oder einen Hautarzt aufsuchen, der anhand der persönlichen Krankheitsgeschichte ganz individuelle Empfehlungen geben wird.

In den Eingangsuntersuchungen von Bundesbahn, Polizei, Bundeswehr und im Gesundheitsdienst kann die Schuppenflechte ein Ablehnungsgrund sein.

SCHLUSSBETRACHTUNG

Es muß betont werden, daß die Eltern der von Psoriasis betroffenen Kinder eine wichtige Mittlerfunktion zwischen Arzt und Kind haben. Sie müssen Veränderungen der Haut bei ihren Kindern frühzeitig erkennen und sie sofort zum Facharzt begleiten, damit die Behandlung bereits im Anfangsstadium eines Krankheitsschubes einsetzen kann. Wenn man bedenkt, wie schwerwiegend sich Hauterkrankungen auf die psychische Entwicklung der Kinder auswirken können, dann versteht man, warum die Eltern dafür sorgen müssen, daß die Kinder und Jugendlichen die ärztlich verordnete Behandlung und die Pflegemaßnahmen für die Haut sorgfältig durchführen.

Eine mehrwöchige stationäre Klimatherapie im Hochgebirge mit psychotherapeutischer Begleitung ist gerade bei Kindern mit Psoriasis sehr erfolgversprechend. Leider sind die Erfolge dieser Behandlung bei vielen Betroffenen immer noch zu wenig bekannt.

ANHANG

Hier finden Sie sozialrechtliche Informationen und Adressen von Ansprechpartnern, die Ihnen bei weitergehenden Fragen zur Verfügung stehen

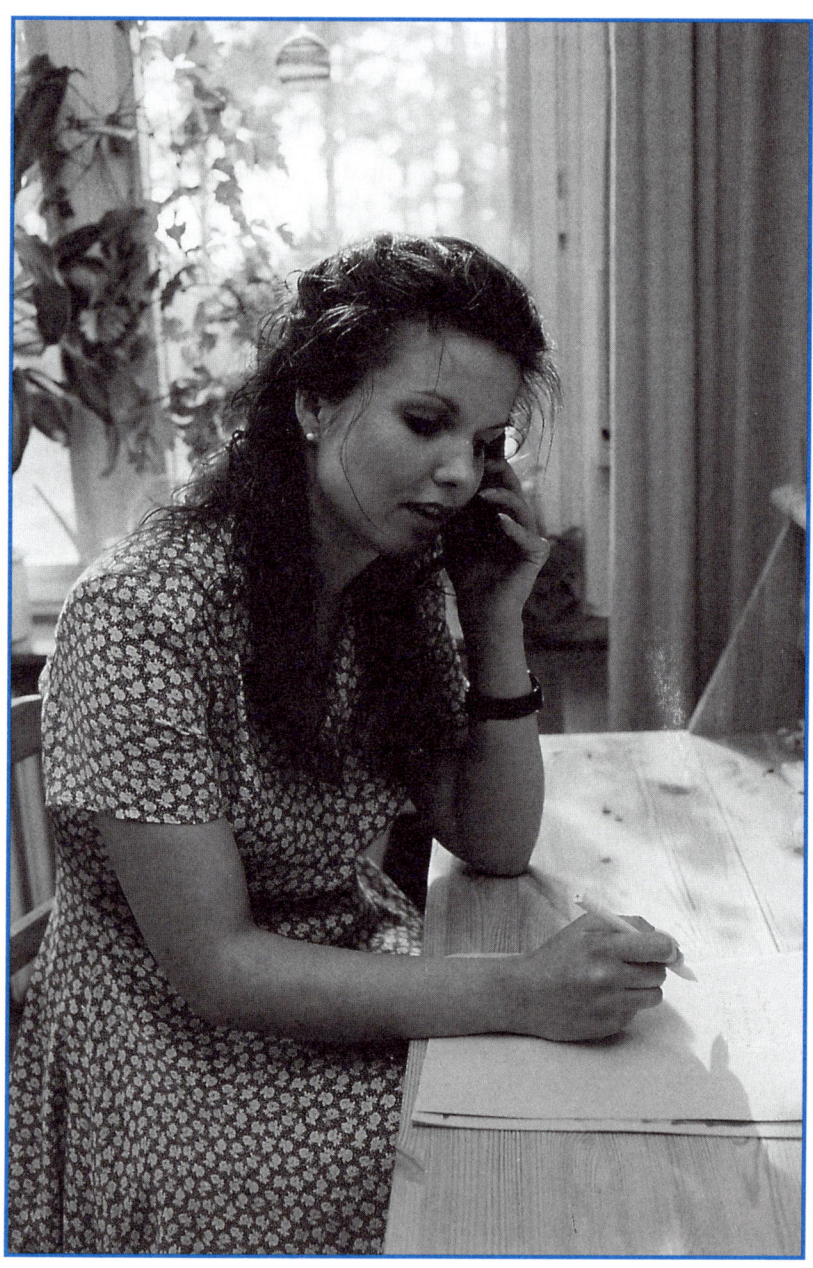

DIE STELLUNG DER PSORIASIS IM SCHWER-BEHINDERTENGESETZ

Auszugsweise entnommen aus: Anhaltspunkte für die Ärztliche Gutachtertätigkeit im Sozialen Entschädigungsrecht und nach dem Schwerbehindertengesetz, herausgegeben vom Bundesministerium für Arbeit und Sozialordnung. Zusammengestellt in der Abteilung Kriegsopferversorgung, Versorgungsmedizin und Rehabilitation von Dr. med. Rauschelbach, 1983.

Als Behinderung wird jede regelwidrige körperlich-geistige oder seelische Veränderung angesehen, die nicht nur vorübergehend zu einer Funktionsbeeinträchtigung führt, wobei der Grad der Behinderung mindestens 10% betragen muß. Als regelwidrig wird hierbei der Zustand angesehen, der von dem abweicht, der für das entsprechende Lebensalter als normal und typisch anzusehen ist. Als nicht vorübergehend gilt ein Zeitraum von mehr als 6 Monaten.
Bei der Beurteilung des Behinderungsgrades von Hautkrankheiten sind Art, Ausdehnung, Auswirkung auf den Allgemeinzustand, Begleiterscheinungen wie Jucken, Nässen, Brennen, unangenehme und abstoßende Gerüche sowie die Rezidivbereitschaft bzw. der Langzeitbestand und die Notwendigkeit wiederholter stationärer Behandlungen zu berücksichtigen. Bei sogenannten Entstellungen ist zu beachten, daß sich Schwierigkeiten im Erwerbsleben, Unannehmlichkeiten im Umgang mit anderen Menschen sowie seelische Konflikte ergeben können. Besonders gilt dies bei Entstellungen des Gesichtes. Bei Frauen können Entstellungen schwerer wiegen als bei Männern. Eine Gelenk- oder Wirbelsäulenbeteiligung ist zusätzlich zu bewerten. Dabei ist die Feststellung degenerativer Veränderungen anhand einer Röntgenaufnahme allein nicht ausschlaggebend für die Bewertung

Grad der Behinderung bei der Schuppenflechte Psoriasis vulgaris:	
Auf die bevorzugt befallenen Stellen (Ellbogen, Knie, Kreuzbein, mit Ausnahme des behaarten Kopfes) beschränkt:	0–10%
Ausgedehnter Befall, aber erscheinungsfreie Intervalle von Monaten:	20%
Bei andauerndem, ausgedehntem Befall:	30–50%

einer Behinderung. Bei chronischen Gelenkentzündungen ist neben der Funktionseinbuße die Aktivität der Erkrankung und ihre Auswirkung auf den Allgemeinzustand zu berücksichtigen.
Im Einzelfall ist es schwierig festzustellen, ob die Ausbildung oder der Verlauf eines Hautleidens – hier der Schuppenflechte – durch einen schädigenden Vorgang verursacht worden ist. In Einzelfällen wird hierbei auf die „Kann-Verordnung" hingewiesen. Danach kann eine Gesundheitsstörung als Schädigungsfolge anerkannt werden, wenn über die Ursache des festgestellten Leidens in der medizinischen Wissenschaft Ungewißheit besteht.

GLOSSAR

Allantoin: pflanzlicher Naturstoff und Endprodukt des Purinstoffwechsels bei Fischen, Amphibien und manchen Säugetieren; fördert die Abheilung von Wunden und löst Hornhautschuppen

Allergie: Überempfindlichkeitsreaktionen des Immunsystems

Allergologe: Arzt, der sich mit allergisch bedingten Krankheiten beschäftigt

Arachidonsäure: essentielle Fettsäure, die als Ausgangssubstanz für Entzündungsstoffe dient

Arthropathie: Erkrankung der Gelenke (griechisch: arthron = das Gelenk, pathos = leidend)

Autosomen: im Erbsatz des Menschen jeweils doppelt vorkommende Chromosomen

Basalzellschicht: unterste Oberhautschicht, die durch dauernde Teilung weitere Zellen nachschiebt

Bechterew: Versteifung der Wirbelsäule als Folge chronischer Entzündungen an den Knochengelenken

Betarezeptorenblocker: Medikamente, die bestimmte Hormonrezeptoren blockieren und bei Erkrankungen des Herz-Kreislauf-Systems eingesetzt werden

Corium: bindegewebige Lederhaut

Cutis: Haut, bestehend aus Oberhaut und Lederhaut

Diachylon: aus Erdnußöl, Schweineschmalz und Bleiglätte bereitete Pflastersalbe

Dithranol: (Anthralin, Cignolin) örtlich anzuwendendes Mittel zur Behandlung der Schuppenflechte

Dominanter Erbgang: liegen auf zwei gleichen Chromosomen zwei verschiedene Vorgaben für ein Merkmal vor, setzt sich die dominante durch

Ekzem: juckende, schuppende Hautflechte

Enzyme: den Stoffwechsel beschleunigende und steuernde Proteinverbindungen

Epidermis: Oberhaut

Epithel: Zellgewebe, das innere oder äußere Körperoberflächen bedeckt

Erythem: entzündliche Rötung der Haut

Erythrodermie: Ganzkörperrötung der Haut

Exanthem: Ausschlag auf der Haut mit typischem zeitlichen Ablauf

Follikulitis: Entzündungen an den Haaraustrittsstellen (Haarkanälen)

Globalstrahlung: Gesamtstrahlung des Sonnenlichtes auf der Erdoberfläche

Gray: Abkürzung Gy; Einheit der Energiedosis, z. B. für Röntgenstrahlung

HLA-System: individuelle Strukturen auf allen Körperzellen, die als Erbmerkmale gelten und zuerst auf weißen Blutkörperchen entdeckt wurden. Diese Strukturen können in anderen, eiweißfremden Systemen Abwehrreaktionen erzeugen (z. B. bei Bluttransfusionen oder Organverpflanzungen)

Keratinozyten: Zellen der Oberhaut, die im Lauf ihrer Entwicklung verhornen

Kortikosteroide: unter anderem Entzündungen unterdrückende Hormone, die ähnlich wie das in der Nebennierenrinde gebildete Kortison wirken

Kortison: Hormon der Nebennierenrinde, das unter anderen entzündungshemmend wirkt

Leukotriene: in den Zellen aus Arachidonsäure gebildete Entzündungsstoffe

Lipoxygenase: Enzym, das an der Bildung von Entzündungsstoffen mitwirkt

Lymphozyten: ursprünglich im Knochenmark gebildete Abwehrzellen, die im ganzen Organismus verteilt sind und zum Immunsystem gerechnet werden

Nesselsucht: umschriebene polsterförmige Aufschwellung der Haut mit Juckreiz (wie von Brennnesseln gebrannt)

Neurodermitis: chronische Ekzemerkrankung der Haut, häufig mit Allergien einhergehend

Neutrophile Granulozyten: segmentkernige, weiße Blutkörperchen; für die Infektionsabwehr wichtige Blutzellen

Parakeratose: gestörte Verhornung der Keratinozyten mit erkennbaren Kernresten (für die Schuppenflechte typisch)

Pathogenese: Entstehung und Entwicklung eines Krankheitsgeschehens

Pflastertest: Auftragen von Substanzen in Spezialpflastern auf den Rücken. Nach 24 Stunden Abnahme, Auswertung zum Nachweis einer Kontaktallergie erfolgt in den nächsten 3 Tagen

Psoriatisches Leukoderm: nach Abheilung des psoriatischen Herdes ein heller Fleck auf der Haut, der sich anschließend wieder pigmentiert

Purine: Moleküle im DNA-Strang der Chromosomen und in RNA-Kopien, die die genetischen Informationen eines Menschen beinhalten

Pustulös: lateinisch: pustula = mit Eiter gefülltes Hautbläschen

PUVA: Abkürzung, zusammengezogen aus dem Wort Psoralen = P und der Abkürzung UV-A = Ultraviolett-A-Licht

Reiter-Syndrom: besonderes Krankheitsbild, das sich zusammensetzt aus Gelenkentzündungen, Harnröhrenentzündung und Augenentzündungen

Resorzin: örtlich anzuwendende Substanz zur Desinfektion sowie Schuppenlösung

Seborrhö: übermäßige Fettproduktion in den Talgdrüsen der Haut

Staphylokokken: unbewegliche kugelförmige Bakterien, die in kleinen Haufen (wie winzige Weintrauben) zusammenliegen und unterschiedliche Entzündungen (z. B. in der Haut) hervorrufen können

Stratum: Hautschicht, flache Zellage

Streptokokken: kettenartig angelagerte rundliche Bakterien, die in unterschiedlicher Weise an Haut, Schleimhäuten und anderen Organsystemen Entzündungen hervorrufen können

Syndets: zur Reinigung benutzte waschaktive Substanzen

Trauma: Verletzung

Triglyzeride: Fettmoleküle aus Glyzerin und drei gleichen Fettsäuren

UV-A: ultraviolette Strahlung mit Wellenlängen von 315–380 nm (Einsatz zur PUVA-Therapie)

UV-B: ultraviolette Strahlung mit Wellenlängen von 280–315 nm, wird in besonderen Fällen zur Behandlung der Schuppenflechte eingesetzt

Zellzyklus: Kreislauf einer Zelle von der Entstehung bis zum Untergang

Zytostatika: Medikamente, die die Zellteilung hemmen

ADRESSEN

MEDIZINISCHE SELBST-HILFEGRUPPEN IN DEUTSCHLAND

■ Deutscher Psoriasis Bund e.V.
Oberaltenallee 20 a
22081 Hamburg

■ Deutsche Stiftung für
die Psoriasis- und Neurodermitis
Forschung e.V.
Fontanestraße 14
53173 Bonn

SPEZIALISIERTE KLINIKEN

■ Deutsche Klinik für
Dermatologie und Allergie Davos
– Alexanderhausklinik –
Tobelmühlestraße 2
CH-7270 Davos-Platz/Schweiz
Tel.: (00 41 81) 44 77 77
         43 59 27
         (Aufnahme)
Telefax: 43 43 55
Ärztlicher Leiter: Univ. Prof. Dr.
med. Dr. phil. S. Borelli
Lage der Klinik: Kanton Graubünden/Schweiz (Talbodenhöhe
1560 m ü.d.M.)

■ Asklepios Nordseeklinik GmbH
& Cie.
Norderstraße 81
25980 Westerland/Sylt
Tel.: (0 46 51) 84-0
        84-2 80 (Aufnahme)
Telefax: 84-2 79
Ärztlicher Leiter: Dr. med.
J. Quäck (Innere Abt.)
Dr. med. N. Buhles (Dermatologische Abt.)
Lage der Klinik: Im Norden
Westerlands, direkt am Dünenrand

■ Rehabilitationsklinik
„Borkum Riff"
Klinik für Innere Krankheiten und
Dermatologie
Hindenburgstraße 126
26757 Borkum
Tel.: (0 49 22) 3 02-0
        3 02-3 64
        (Aufnahme)
Telefax: 3 02-6 29
IK 269 770 227
Ärztlicher Leiter: Dr. med.
P. Lübcke (Innere Abt.)
Dr. med. H. Aulepp (Dermatologische Abt.)
Lage der Klinik: Insel Borkum, in
den Dünen

■ Allergie- und Hautklinik
Norderney
Chefarzt: Prof. Dr. med. Lechner
Lippestraße 9–11
26548 Norderney

REGISTER

RAUM FÜR IHRE NOTIZEN

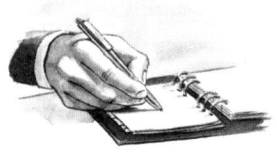

Hier können Sie bewährte Rezepte für Pflegemittel, Beobachtungen über die Wirksamkeit von Medikamenten und sonstige wichtige Informationen festhalten

Gesund und fit

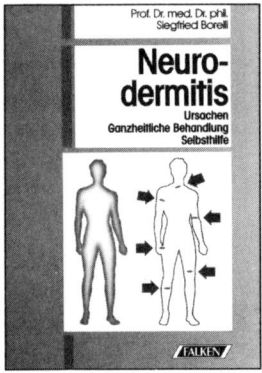

Neurodermitis

Alles über die Ursachen der Hautkrankheit Neurodermitis. Kompetent und leichtverständlich werden die verschiedenen Therapien dargestellt – insbesondere die ganzheitliche Behandlung, die sowohl Aspekte der Schulmedizin als auch der Naturheilkunde berücksichtigt.

Von Prof. Dr. med. Dr. phil. Siegfried Borelli,
144 Seiten, zahlreiche Abbildungen, zweifarbig, kartoniert.
ISBN: 3-8068-1218-7
Preis: DM 19,80; öS 159,–; sFr. 19.80

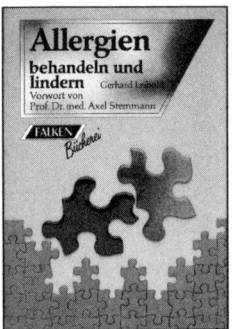

Allergien behandeln und lindern

Ausführliche Informationen über den Aufbau des Abwehrsystems, allergische Reaktionen, ihre Ursachen und Symptome. Mit wichtigen Ratschlägen zu Verhaltensregeln, Ernährungstips und Therapieformen.

Von Gerhard Leibold, mit einem Vorwort von Prof. Dr. med. Axel Sternmann,
96 Seiten, 4 Zeichnungen, kartoniert.
ISBN: 3-8068-0840-6
Preis: DM 9,90; öS 79,–; sFr. 9.90

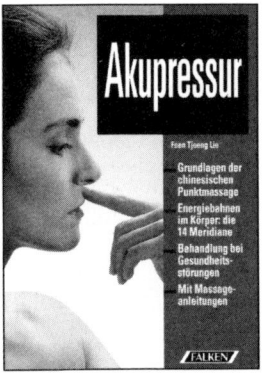

Akupressur

Ein umfassendes Behandlungsprogramm, das auf Heilung und Linderung unterschiedlicher Krankheiten eingeht. Die angewendeten Griffe und die genaue Lage aller wichtigen Punkte werden exakt und leichtverständlich in Wort und Bild erklärt. Mit einer Vorbeuge- und Ganzkörpermassage.

Von Foen Tjoeng Lie,
192 Seiten, 332 Abbildungen, zweifarbig, kartoniert.
ISBN: 3-8068-1231-4
Preis: DM 29,90; öS 239,–; sFr. 29.90

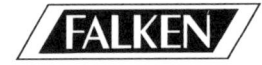

Der Spezialist für nützliche Bücher

mit FALKEN

Autogenes Training für Kinder

Nervosität, Schlafstörungen und Angst sind bei Kindern weit verbreitet. Eltern und Lehrer klagen über den Anstieg psychosomatischer Erkrankungen, die zu Hyperaktivität und Konzentrationsstörungen führen können.

Von Klaus Haak und Dr. Peter Kruse,
96 Seiten, 30 Farbabbildungen,
mit Audiokassette, ca. 60 Minuten Laufzeit, kartoniert.
ISBN: 3-8068-1327-2
Preis: DM 39,90; öS 328,–; sFr. 39.90

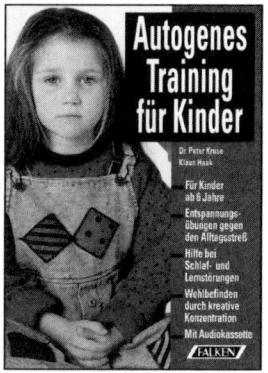

FALKEN Video · Autogenes Training für Kinder

Der in Zusammenarbeit mit der Bremer Gesundheitswerkstatt erstellte Videokurs vermittelt spezielle Übungen und Methoden der Streßbewältigung. Mit Hilfe kurzer Geschichten und Märchen, die in die Elemente des autogenen Trainings eingeflochten sind, erleben Kinder eine tiefe Entspannung als bewußte Körpererfahrung.

ca. 60 Minuten, VHS, Broschüre mit Hinweisen für den Nutzer und vertiefenden Informationen.
ISBN: 3-8068-6135-8
Preis: DM 49,95*; öS 448,–*; sFr. 49.90* (*= unverbindliche Preisempfehlung)

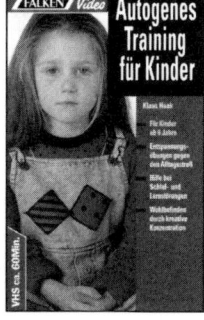

Homöopathie

Dieser Ratgeber enthält ausführliche Informationen, wie homöopathische Heilmittel hergestellt, geprüft und angewendet werden. Mit einer detaillierten Darstellung von über 300 Arzneimitteln und einem Indikationsverzeichnis mit den wichtigsten Erkrankungen.

Von Josef Heinrich P. Kreuter,
216 Seiten, 49 Zeichnungen, kartoniert.
ISBN: 3-8068-1334-6
Preis: DM 29,90; öS 239,–; sFr. 29.90

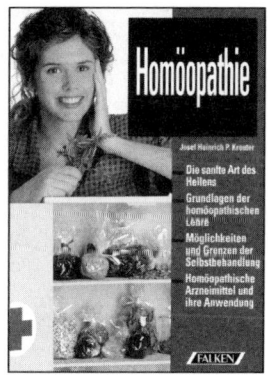

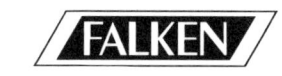

Der Spezialist für nützliche Bücher

Vom selben Autor ist im FALKEN Verlag bereits erschienen:
Neurodermitis 1218

Informationen über Geräte zur UV-Strahlentherapie zu Hause erhalten Sie bei:
Firma METEC, Buttermelcherstraße 15, 80469 München
Telefon: 089/22 72 71-72

ISBN 3 8068 1467 8

© 1995/1996 by Falken-Verlag GmbH, 65527 Niedernhausen/Ts.
Umschlaggestaltung: Bayerl & Ost, Frankfurt/M.
Layout: Bayerl & Ost, Frankfurt/M.
Redaktion: Uwe Meilahn
Herstellung: Harald Kraft
Titelbild: METEC GmbH, München/M. Severin
Umschlagrückseite: Silvestris Fotoservice, Kastl/R. Braunschmid
Fotos: Silvestris Fotoservice/Siegfried Kerscher, Kastl/Obb. (S. 2, 46);
Keystone Pressedienst GmbH, Hamburg (S. 4 o., 27); **Silvestris Fotoservice/
Norbert Pelka,** Kastl/Obb. (S. 4 u., 13); **Siegfried Layda,** Wiesbaden (S. 5 l., 88);
Ulrich Niehoff, Bienenbüttel (S. 5 r., 92); **AKG/Historia-Photo,** Berlin (S. 9);
PVM Fotoagentur, Mittenwald (S. 10, 77); **Bavaria Bildagentur GmbH/Images,**
München (S. 19); **Silvestris Fotoservice,** Kastl/Obb. (S. 25, 28); **Hans Erhardt,**
München (S. 45); **Silvestris Fotoservice/Alfred Albinger,** Kastl/Obb. (S. 63);
TLC Foto-Studio GmbH, Velen-Ramsdorf (S. 72)
Zeichnungen: CV&L/Kurt Dittrich, Wiesbaden (S. 12, 14, 15, 16, 49, 52, 65, 67, 71,
75, 80, 84, 85, 87, 89, 90); **G. Scholz,** Dornburg (S. 18, 21, 22, 23, 30, 31, 35, 36, 81)
Satz: Raasch & Partner GmbH, Neu-Isenburg
Druck: Konkordia Druck GmbH, Bühl/Baden

817 2635 44